Conseils à un jeune professionnel en psychiatrie

Psycho - logiques
Collection fondée par Philippe Brenot
et dirigée par Joël Bernat

Sans exclusives ni frontières, les logiques président au fonctionnement psychique comme à la vie relationnelle. Toutes les pratiques, toutes les écoles ont leur place dans Psycho - logiques.

Dernières parutions

Yann PERRIN, *Les chercheurs de sens. V. Frankl, A. Adler, C.G. Jung, J. Lusseyran et Ling Shen : peut-on maîtriser son existence ?*, 2023.
Patrick TRAUBE, *Voyage au cœur de soi. Le/la psychothérapeute, une oreille qui entend*, 2023.
Christophe LAGABRIELLE, *Sur la route de l'ailleurs. Traumatisme des migrants et force de vie, l'haptonomie*, 2022.
Anna CURIR, *Les femmes, les ciels, les cultures. Traduction de Jean-Pierre Ané-Prince*, 2022.
Sylviane LEGROS, *Se guérir au cœur des émotions, Une reprogrammation émotionnelle de l'inconscient*, 2022.
Alberto A. PERALTA, *Retour à Rorschach*, 2022.
Christian GAUFFER, *Au secours du travail social,* 2022.
Alain LIZEE, *Névrose ou psychose ? Structurations et déstructurations du monde et du moi,* 2022.
Matthieu BRAUN, *Crise sanitaire et psychiatrie. La psychothérapie institutionnelle comme dispositif de traversée,* 2022.
Denis et Michaël FÉLUS, *La thérapie systémique individuelle et familiale*, 2022.
Asma GUENIFI, *Les temps psychiques du deuil*, 2022.
André ROBERT, *Une équipe médico-sociale à la recherche du « prendre-soin ». Un cheminement transdisciplinaire pour une meilleure organisation*, 2022.
Dimitri KIJEK, *Psychiatrie désemparée, Un héritage*, 2022.
Josiane CHAUVEAU-OBRINGER, *Thérapie d'enfants, un regard gestaltiste*, 2022.
Vicky CUKIERMAN, *Les troubles du langage dans la schizophrénie. Recherches actuelles et stratégies thérapeutiques,* 2022.

Michel Pinardon

Conseils à un jeune professionnel en psychiatrie

Préface du Docteur Marion Robin

L'Harmattan

5-7, rue de l'Ecole-Polytechnique, 75005 Paris
http://www.editions-harmattan.fr
ISBN : 978-2-14-032995-1
EAN : 9782140329951

Aux patients et à ceux qui les soignent.

Préface

S'il est des paroles que l'on n'entend pas assez, ce sont celles des soignants. Ceux qui, au quotidien, sont auprès de la douleur, de la souffrance, de la maladie, du mal à dire. Ceux qui se mobilisent chaque jour pour la défense du vivant, la guérison parfois, l'amélioration de la santé, le soulagement. Ceux qui connaissent les ingrédients pour que chaque détail s'organise en ce sens. Chaque détail technique et chaque détail relationnel. Avec tact et contact.

Lorsque Michel Pinardon est parti après des années de service rendu au profit des patients et des institutions de soin psychique, un besoin s'est fait ressentir de garder une trace de sa riche expérience. Besoin auquel il a répondu. Par ce texte, il décrit les conditions et l'état d'esprit qui permettent d'éclairer la relation thérapeutique. S'arrêter et prendre le temps de sentir ce qui est en train de se passer, ici et maintenant. C'est avec ces qualités et sans jamais de complaisance, toujours avec humilité, compassion et délicatesse, qu'il a accompagné des adultes et des adolescents en crise.

Docteur Marion Robin
Pédopsychiatre
Institut Mutualiste Montsouris

Avant-propos

Bonjour Collègue ! Au préalable, m'autorises-tu à te tutoyer, ainsi que cela se fait habituellement dans un service ? Cela devrait faciliter mon intention qui est de te faire part de quelques concepts fondamentaux qui s'inscrivent dans toutes les relations humaines, mais qui prennent une signification encore plus marquée en psychiatrie. J'ai travaillé plusieurs années dans des structures de ce type et, à chaque fois, le constat a été le même : les infirmières et infirmiers diplômés d'État ont très bien appris les gestes techniques de leur métier. Devant la prescription d'un acte infirmier technique, je les voyais se rassurer et agir avec assurance et plaisir. Cependant, ils paniquaient, impuissants à se comporter face la demande d'un psychotique qui leur affirmait que ses draps étaient contaminés par ses cauchemars, ainsi que son shampoing censé lui laver la tête de ses hallucinations. Dans les réunions quotidiennes ou les synthèses hebdomadaires, ils ne comprenaient pas l'objet de ces discussions qu'ils jugeaient souvent oiseuses et interminables. Dans les entretiens, ils étaient angoissés par les échanges en apparence absurdes ou inquiétants, et davantage encore durant les longs silences qui pouvaient s'installer. « Quoi, on se regarde ou on regarde ses chaussures et on travaille, là ??! »

Les moments où il faut contenir l'agressivité et la violence d'un agité ne sont pas des moments de réassurance pour les novices. Un certain nombre d'entre eux n'ont pas pu le supporter. Ils sont partis, choqués par les corps qui luttaient. D'autres ont pris des attitudes défensives en ricanant. « Infirmier psy ? C'est facile ! Tu assistes à une réunion avec des collègues bien perchés qui se grattent la tête pendant deux heures au sujet du temps de sortie à accorder ou non à un patient. Ensuite, tu tapes le carton avec les fous le restant de la journée... Vraiment un boulot de tire-au-flanc ! » (En fait, ils employaient le mot « branleur », mais je tiens à garder une certaine tenue à mon propos). Comment leur en vouloir ? Les premiers n'avaient aucune idée du fonctionnement du psychisme puisque personne n'avait jugé utile de le leur apprendre. Il leur a suffi de s'intéresser à la chose psychologique et d'en acquérir les bases, ce que la plupart d'entre eux ont fait avec beaucoup d'enthousiasme, d'autant qu'ils ont pu aussi en tirer profit sur le plan personnel. Quant à ceux qui avaient des défenses psychologiques très hérissées, on peut a minima *faire le constat qu'ils n'étaient pas prêts à se remettre en cause. Les actes techniques pour lesquels ils avaient été formés les protégeaient de faire apparaître qui ils étaient vraiment sous leur blouse, et il n'y a rien à ajouter à cela sinon que dans la vie, on ne fait que ce que l'on sait faire.*

Devant ce que je n'hésiterais pas à nommer « gaspillage de bonnes volontés et d'énergie », il m'est venu à l'esprit qu'il y avait quelque chose à tenter. Non pas d'écrire un manuel infirmier, il en existe un certain nombre, rédigés par des personnes très compétentes. Écrire un ouvrage médical ou de psychologie ? À chacun sa place. Les médecins, les psychologues sont là pour le faire et la plupart s'en acquittent fort bien. Me trouvant placé à l'interface du travail d'infirmier que j'ai pratiqué durant quarante ans et de l'activité de psychothérapeute commencée il y a vingt-cinq ans et menée conjointement durant pas mal d'années, j'ai fait la réflexion suivante : face aux questions posées par un nombre croissant de philosophes, de psychanalystes, de scientifiques, de médecins sur la déshumanisation rapide de la société en général et du secteur de la santé en particulier, il y avait nécessité de faire profiter ces deux activités de soin des connaissances spécifiques que chacune induit et utilise. Il convenait de mettre un peu d'art dans la technicité et un peu de physiologie dans l'art, pour paraphraser Louis Jouvet dans le film ENTRÉE DES ARTISTES. Tout cela, en me plaçant sur le terrain qui constitue et fonde mon activité de toujours.

Collègue, camarade, ami possiblement... Le travail que tu vas faire est spécifique, passionnant, riche, excitant, complexe. Il est subtil, fin, profondément et essentiellement humain. Il demande de la patience et du courage, du respect de soi et des autres, de la ténacité et de la créativité. Des connaissances également, tant théoriques que pratiques. Il sera beaucoup attendu de toi en termes de solidité, d'esprit d'équipe et d'engagement. C'est peut-être ton premier poste en psychiatrie, permets-moi de t'adresser mes très sincères félicitations. Et si ce n'est pas ton premier poste, toutes mes félicitations également pour ta constance et ton intérêt !

Préambule

Au cas où tu l'ignorerais, il te faut savoir que tu intègres une partie de la médecine assez singulière. Il n'y a pas de vanité à en tirer, et malheureusement pas non plus d'avantages particuliers. Simplement, nous savons que lorsque nous partons travailler en néphrologie, nous allons avoir à soigner les reins et l'appareil excréteur. En cardiologie, ce sera bien sûr ce qui a trait aux maladies du cœur et des vaisseaux. Autant d'organes clairement délimités et dont ont été depuis longtemps déterminés leur forme, leur poids, leur couleur, leur fonctionnalité. Mais l'esprit, comment le délimiter ? Quelle masse, quel poids a-t-il ? Existe-t-il une cytologie du psychisme ? Est-il synonyme de ce qu'on appelle l'âme ? Où siège-t-il ? Dans le cerveau, bien sûr ! Mais seulement dans le cerveau ? On parle d'un « deuxième cerveau » qui se situerait dans le tissu intestinal… Cette partie de la médecine, qui jouxte aussi les confins de la psychologie, de la neurologie, de la philosophie, de l'ethnologie, de la sociologie, a procuré pendant longtemps une formation spécifique aux infirmiers, formation dont la fin a été décidée en 1992. C'est que la maladie mentale a de tout temps placé à part ceux qui en sont atteints et, par voie de conséquence, ceux qui ont à s'en occuper. Dans les sociétés primitives, elle fait considérer avec respect celui qui la porte, comme un messager des Dieux. En Europe, elle a suscité la dérision, la crainte, la haine et bien souvent les trois en même temps. Qu'il ait été atteint de « folie douce » ou de « folie furieuse », le fou ou la folle était considéré comme possédé du démon, ou habité par les fées, ce qui est le sens du mot provençal « fada »[1]. Au fil des siècles, il est devenu un peu moins effrayant, mais tout aussi

[1] FOUCAULT Michel, *Histoire de la folie à l'âge classique,* Paris, Gallimard, 1972

inquiétant. Les hospices ont été créés pour l'enfermer, lui, ainsi que les autres « dérangeants-dérangés » de la société humaine de la fin du Moyen-Âge, comme les tuberculeux, les prostituées, les mendiants, tous les « Pas-droits-dans-le-chemin-droit ». Au 19e siècle, tandis que les pensées scientifique et médicale ont remplacé la croyance, l'asile a remplacé l'hospice. Les symptômes répertoriés ont nourri des classifications médicales parfois hasardeuses et sans issue, telle la phrénologie, dont il reste une trace dans l'expression « avoir la bosse des maths ». Je ne résiste pas en passant au plaisir de citer dans le même tiroir à fourvoiements la drapétomanie, que le médecin américain Samuel Cartwright a inventée en 1851. Il désignait par ce terme « la folie de l'esclave qui s'enfuit » des territoires sudistes vers les États du nord des USA. La folie est polymorphe et il n'est pas toujours aisé de distinguer qui en est porteur.

En parallèle des égarements de certains, des médecins-chercheurs comme Philippe Pinel au début du 19e siècle, puis Jean-Martin Charcot et Sigmund Freud ensuite, ont observé, expérimenté et dégagé des théories qui ont progressivement éclairé ce qu'est le psychisme. L'inconscient et sa puissance sur le conscient sont devenus des concepts majeurs qui n'ont pas cessé depuis d'être explorés et approfondis. Ces théories premières ont beaucoup évolué depuis. Simultanément, la pharmacologie a apporté une contribution considérable aux progrès de la psychiatrie. Le psychotrope d'usage le plus courant en Europe, l'alcool, et qui demeure encore de nos jours le premier neuroleptique de la rue, a pu être progressivement remplacé par des molécules spécifiques qui agissent de façon sécure et précise sur les différentes pathologies mentales. Aujourd'hui, la psychanalyse, longtemps prépondérante, a cédé le pas aux neurosciences dans lesquelles beaucoup d'espoirs sont placés. Se révèleront-ils à la hauteur des attentes ? L'avenir nous le dira car la connaissance du fonctionnement du cerveau est loin d'être achevée.

Je soutiens cependant que, quelle que soit la technique de soin employée, rien d'efficace, de complet et de durable ne peut s'envisager sans la création d'un lien authentique entre le soignant et le patient. Ce lien est personnel, singulier, évolutif. Pour exister, ce lien doit être nourri, entretenu, cultivé. À l'instar des humains, il est fragile et cependant il est voué à « tenir », car la vie est obstinée et ne se laisse pas anéantir facilement. Tenir comme le paysan tient sa terre, malgré la grêle, malgré la sécheresse ou l'inondation. Ce qui est vital a besoin d'être protégé. Le lien à l'autre est vital, autant que le boire et le manger, et même davantage, comme les recherches entreprises depuis les années 1950 par John Bowlby[2] sur le besoin primaire d'attachement continuent de le confirmer. Un individu retiré de son milieu pour être hospitalisé subit une double peine : être atteint d'un trouble très douloureux et être dans le même temps coupé de son environnement et de ses soutiens habituels. Le lieu de soin, les autres patients hospitalisés et les soignants deviennent pendant un temps plus ou moins long son cadre de vie. Par leur fonction, les soignants sont souvent placés en situation de Moi auxiliaire. Il leur faut en plus se positionner en tant que « Lien auxiliaire ». Sans ce lien qui dure tout le temps de l'hospitalisation, celle-ci est subie et s'apparente davantage à une incarcération qu'à un espace et à un temps de soin. Et par voie de conséquence, dans une telle configuration, les infirmiers, les aides-soignants, les médecins deviennent des gardes-chiourmes. Fâcheuse perspective, d'autant que le syndrome de glissement apparaît dans les situations de carence relationnelle. Il est bien connu chez les personnes âgées, il est nécessaire de garder à l'esprit qu'il existe aussi chez les enfants et les autres adultes.

---

[2] BOWLBY John, *Attachement et perte,* Paris, PUF, 2002

Sois donc le bienvenu, cher collègue, car tu es précieux. En effet, en médecine, en chirurgie et en obstétrique (MCO), outre les membres de l'équipe soignante, le plateau technique constitue un élément majeur du dispositif de soin. Sans le laboratoire d'analyses biologiques, la radiologie, l'IRM, etc., il est difficile de diagnostiquer avec certitude de quoi souffre le patient. Sans eux, un temps important de mise en œuvre thérapeutique peut être perdu. Voilà pourquoi tu es particulièrement précieux : en psychiatrie, l'être que tu es fait pleinement partie des moyens d'investigation, d'analyse et de thérapeutique à côté des moyens techniques que l'hôpital fournit de façon habituelle. Cela peut te paraître écrasant, ou au contraire très excitant, mais que tu sois un peu frileux ou très enthousiaste, garde en permanence à l'esprit que tu n'es pas seul. Chacun de tes collègues et l'équipe en son entier composent aussi ce laboratoire psychique particulier dont les patients ont immensément besoin.

Il me faut d'emblée te prévenir : ce texte n'a pas pour objet de constituer un mémento ni une boîte à outils, même si quelques indications plus ou moins pratiques figurent de-ci de-là. Son objet principal est de partager avec toi des constats et des réflexions, de te proposer des idées, des pistes de pensée que notre époque, très restrictive malgré son apparence, délaisse. T'aideront-elles ? C'est le risque que nous prenons, moi en t'écrivant, toi en me lisant. Tu vois, ce n'est pas un risque énorme… Ouvrir vers une façon non pas nouvelle, mais renouvelée, d'envisager ton métier, c'est l'objet de ce texte. La forme va te paraître peut-être assez peu structurée. Tu auras quelques raisons de le penser, elle ne le paraît pas beaucoup en effet ! Comme des sentiers qui s'enfoncent dans les taillis de la mémoire, de l'expérience, la tienne, la mienne et celles des autres, de la rêverie aussi, il m'a semblé plus approprié d'illustrer ce que je voudrais partager avec cette présentation, un peu comme dans le jeu « marabout-bout de ficelle-selle de cheval ». Par-delà son aspect broussailleux, il conserve toute son unité et sa cohérence pour le fond de son propos, qui est de t'autoriser à être libre. Pas libre de faire n'importe quoi ! Libre de laisser ton étincelle de créativité briller, à partir de laquelle tu pourras organiser une forme de travail adaptée et efficace. Il n'a d'autre but que celui de t'aider à t'ouvrir largement au côté sensible du métier de soignant, et plus précisément, à **ton** côté sensible dans **ton** métier de soignant. Mon désir est de soutenir et légitimer ton originalité, celle qui imprime aux acquis théoriques que tu as assimilés la marque inimitable de « qui tu es » avant « ce que tu fais » car c'est avec la personne que tu es que tu travailles. C'est-à-dire avec le corps sensible, conscient et savant que tu es. De mon point de vue, tu es d'abord un corps. Un corps doté d'une capacité de perception remarquable, capable d'éprouver de la sympathie ou de l'antipathie, du plaisir ou du déplaisir, de la joie ou de la colère. Capable de mémoriser et d'associer des milliers d'informations, de les mettre en forme cohérente et lisible et de leur donner un sens, éventuellement de les reprendre, de les réassembler dans d'autres combinaisons afin de leur donner un autre sens si le premier s'est révélé inapproprié. Capable d'élaborer des hypothèses, des pensées et de les communiquer. Capable ensuite de mettre en action ton système locomoteur pour accomplir les actes à poser. Te donner des solutions toutes préparées à l'avance ? C'est impossible. Chaque situation est nouvelle, même quand c'est, semble-t-il, la même scène, la même demande, la même plainte usée et usante qui se répète de jour en jour, de semaine en semaine, et parfois encore davantage. Apporter une réponse préconditionnée va à l'encontre du spontané, c'est-à-dire à l'envers du vivant, autrement dit encore à l'opposé de la relation indispensable à mettre en place entre le soigné et le soignant afin que ce dernier ait le maximum de chances de remplir au mieux sa fonction. Notre temps est en recherche avide de solutions qui se veulent de plus en plus préassemblées. La politique, les administrations, les entreprises sont devenues friandes « d'éléments de langage », de protocoles prédigérés à appliquer de façon automatique. Ce n'est pas le principe du protocole qui est critiquable. Certains d'entre eux, comme les procédures en cas d'incendie ou la conduite à tenir en cas de fugue, sont indispensables. C'est de leur excès d'utilisation et de leur ambition tentaculaire à se mêler de tout, y compris et surtout de ce qui ressortit des soins et non de l'administratif ou de la survie physique, dont il est question. Cette expansion crée insensiblement une sorte de toile d'araignée qui paralyse les idées et les initiatives de ceux qui sont au contact des malades et qui ont pour devoir professionnel de s'adapter aux situations pour « coller » aux besoins du service, des soignants et des patients hospitalisés. Les procédures ont, quant à elles, pour vocation l'objectif exactement inverse. Elles adaptent, ou cherchent à adapter, les humains aux situations qui ont été prévues. Les choses se compliquent quand nous sommes confrontés aux innombrables situations particulières, sans compter toutes celles qui sont imprévisibles ! Notre profession n'échappe pas plus que les autres à la mise en norme. Les conduites à tenir sont de plus en plus prégnantes, nombreuses, tatillonnes et en conséquence, chronophages et énergivores. Leur application contribue puissamment à générer la perte de sens du rôle du soignant et de ses actes en le mettant à la place de simple exécutant. Peut-être considère-t-on « en haut lieu » que c'est la seule voie qui reste quand l'inexpérience domine du fait de la faiblesse des formations et des effectifs, ainsi que de la volonté de mettre sous contrôle les soignants et les malades, c'est-à-dire tout le monde ? Cette hypothèse, si elle avait une quelconque pertinence, aurait de quoi décourager. Je crois surtout que, tiraillée entre la recherche obsessionnelle de faire toujours plus d'économies et la peur hypnotique d'avoir à faire face à des plaintes pénales émanant d'anciens patients ou de leur famille, l'Administration cherche en permanence à se protéger. Il est facile de faire également le constat que l'exigence posée en filigrane est la soumission des subordonnés et l'exécution sans discussion des ordres émis par « les sachants », c'est-à-dire en pratique de nos jours non plus par les médecins mais par les directions des établissements. Ce n'est pas tenir compte de ce qu'est un humain et tout particulièrement pour le sujet qui nous occupe ici, c'est-à-dire d'un humain qui doit prendre en charge un autre humain, ce dernier pris dans la souffrance immense que génère la maladie mentale dont il est le porteur.

S'il est assez aisé (quoique...) de classer les pathologies mentales en grands ensembles, névroses, psychoses, perversions, états-limites, puis chacun de ceux-ci en sous-classifications, on constate très vite les singularités de la maladie mentale. D'abord, elle est souvent labile sur des périodes plus ou moins longues. Les fluctuations thymiques sont fréquentes. Tu feras assez souvent le constat qu'une pathologie se transforme en une autre avant de revenir ensuite à sa première forme. Certains schizophrènes, par exemple, sont particulièrement talentueux à « se récupérer » sur un versant pervers de leur personnalité, avant de basculer à nouveau dans la psychose. Observation tout aussi intéressante, une partie saine du psychisme résiste envers et contre tout à la maladie. Jean-Baptiste Pussin, le premier infirmier psychiatrique et notre ancêtre soignant à tous, l'avait déjà constaté à l'hospice de Bicêtre à la fin du 18e siècle[3]. Enfin, chaque patient apporte son génie propre à sa pathologie, lui donnant une forme, une intensité et une couleur qui n'appartient qu'à lui. Chaque personnalité étant unique, comment pourrait-il en être autrement ? Il y a par conséquent la nécessité de prendre le temps suffisant pour rencontrer la personne souffrante. La rencontrer

---

[3] DIDIER Marie, *Dans la nuit de Bicêtre,* Paris, Gallimard, Folio, 2006

dans « qui elle est », et aussi de lui permettre de nous rencontrer dans qui nous sommes face à elle. Je ne connais pas d'autre moyen de donner une chance à l'établissement d'une alliance fondée sur la confiance. Cette confiance a besoin d'être réciproque. La méfiance, la réserve, qu'elles viennent de la personne malade ou de celles qui vont avoir à s'occuper du patient, nuisent à la relation. Or c'est cette dernière qui soigne principalement. Voilà pourquoi la temporalité est aussi un paramètre important : elle permet au processus de la rencontre de s'établir et de se déployer. Elle donne le temps de faire connaissance. Bien entendu, comme en cuisine, elle n'est pas suffisante par elle-même. Si les éléments qui composent le plat n'ont pas été d'abord préparés et assemblés, à quoi bon armer la minuterie du four ?

L'objet de cet ouvrage est de t'aider à penser ton travail. Faire ton travail, tu l'as appris durant ta courte formation en soins mentaux. C'était tellement bref que je doute que ce qu'il faudrait peut-être nommer « son essence » ait eu le temps d'être abordé. Mon objectif consiste donc à ce que tu puisses progressivement donner ces soins de façon éclairée, avec ton style, syntonisé avec l'équipe soignante dans laquelle tu évolues et à laquelle tu apportes l'originalité et la richesse de ta personnalité : être un plus pour toi-même et pour les autres. Ce texte se voulait modeste. En réalité, tu vois qu'il nourrit une grande ambition, celle de t'autoriser à ouvrir ta pensée sensible à ce qui est devenu aujourd'hui de plus en plus difficile à envisager : l'individu étant une partie active d'un collectif, qu'il nourrit, et qui est nourri par lui. Il y a quelques années, un de mes anciens enseignants, retrouvé grâce au hasard qui sert surtout les esprits préparés, et à qui je parlais de mon travail aux urgences psychiatriques adultes dans l'Association de Santé mentale du 13e arrondissement de Paris (ASM 13), ne m'a posé qu'une seule question : « est-ce que tu t'amuses ? » Sur le moment, le verbe « amuser » m'a déstabilisé, il m'a même semblé assez déplacé. À la réflexion, merci Jean, il me paraît maintenant tout à fait bien choisi. Le travail de soignant en psychiatrie demande en effet de savoir trouver et apprécier la part de jeu dans sa réalisation. En tout cas, cela ne nuit pas de la chercher. Et, avec le zest d'humour en plus dont la nature t'a doté, tu vas en effet pouvoir « t'amuser », non pas de façon vulgaire ou aux dépens des patients, ce qui serait odieux et intolérable, mais dans la perspective d'aborder le tragique de la souffrance psychique avec la vivacité et l'ouverture d'esprit nécessaires. Il s'agit pour toi d'être comme le caillou jeté dans un étang et d'accepter de t'enfoncer lourdement dans la problématique du patient pour, à partir de celle-ci, émettre des ondes légères. Une manière d'approche dans laquelle l'esthétique occupe une place non négligeable. Le mot esthétique n'est pas à considérer dans le sens qu'il a pris aujourd'hui, mais comme Baumgarten l'a défini dans les années 1750[4], c'est-à-dire désignant la science de la connaissance sensible qu'il opposait à la connaissance des objets de la logique. Cultiver la beauté pour la beauté n'aurait aucun sens. Mais vois comment un professionnel aguerri travaille. Constate l'économie de moyens, l'élégance des gestes d'un sportif de haut niveau, d'un artisan expérimenté. Et pour toi ? Le but est que tu acquiers pas à pas, à ton rythme, des clés que ta formation ne t'a pas données afin de pouvoir soigner efficacement. Et pour ce faire, de t'aider à être heureux (oui, heureux, ne crains pas le mot !) et pertinent dans ton métier. Et puis, il est fort possible que ce que tu vas développer en finesse d'observation et de réflexion, tu pourras l'appliquer aussi à l'ensemble de ta vie, pour toi-même si tu le souhaites. Attention cependant : ne l'utilise pas vis-à-vis de tes proches ! La psychiatrisation des rapports familiaux, conjugaux et amicaux constitue un écueil

[4] BAUMGARTEN Alexander Gottlieb, *L'Invention de l'esthétique*, Paris, L'Herne, 1988

profond que je te conseille d'éviter absolument, sous peine de complications affectives retentissantes et souvent durables. Même avec les meilleures intentions du monde, ce genre d'intervention est souvent vécu par le protagoniste comme une intrusion insupportable.

Pour terminer cette entrée en matière, je précise que l'idée de l'ouvrage repose sur la notion de partage. Il ne s'agit pas de t'imposer un point de vue. Cela irait à l'encontre de mon propos qui est que tu puisses déployer la liberté indispensable pour accomplir ta tâche au mieux. Critiquer, infirmer, nuancer, réfuter, compléter ce qui précède et ce qui suit, tu es plus qu'autorisé à le faire : tu y es encouragé !

Un point concernant la forme : j'ai du mal à écrire en inclusif, mon âge avancé y est probablement pour beaucoup, me le pardonneras-tu ? Et puis, je trouve que c'est moche, malaisé à lire et que cela complique le discours. Il en résulte que chaque fois que la forme masculine est employée, elle s'adresse aussi bien aux Unes qu'aux Uns, sans oublier les Un.e.s. Voilà, je te tends le trousseau de clés. À toi de l'utiliser selon ton envie ou pas, d'ouvrir ou non des portes et de tracer ton chemin au fil de tes désirs et de tes besoins. À toi d'annoter aussi dans les espaces tes propres réflexions et recherches d'approfondissement.

1. Toi

Les phrases en italiques grasses et placées entre guillemets sont quelques paroles de patients, glanées au fil des ans dans les diverses institutions évoquées.

On n'apprend rien de bon dans la violence. On apprend seulement la peur (assez souvent, mauvaise conseillère) et la colère (assez souvent, encore plus mauvaise conseillère). Dans la violence, on ne soigne pas. Transformer sa violence, qui est une part constitutive de l'espèce humaine, en force maîtrisée et à son service est un objectif fondamental. La violence institutionnelle existe elle aussi, bien qu'elle soit niée avec énergie. Comme toute force refoulée, elle devient d'autant plus agissante sur les soignants et sur les patients. Ce qui ne peut, ou ne veut se mettre en mots, se mue en passages à l'acte.

Il est nécessaire d'apprendre à voir d'une autre façon que celle que l'on nous enseigne depuis toujours. Cette manière développe essentiellement la capacité d'analyse. L'analyse est excellente pour comprendre un mécanisme. Voilà une automobile : démontée pièce par pièce, elle montre ses pistons, ses cylindres, son système de carburation et d'allumage. Finalement, qu'est-ce qui la fait fonctionner ? Tel ou tel organe ? Non... Ce n'est pas non plus seulement l'essence ou les bougies, c'est tout l'ensemble qui permet à un véhicule de se mouvoir. Encore faut-il n'oublier ni le mécanicien ni le conducteur ! Pour ce qui concerne le vivant, bien plus complexe, c'est encore plus vrai.

Nous devons donc réapprendre à penser en termes de globalité. Tenter de saisir la complexité des choses et des êtres dans leur ensemble après que nous avons procédé au « démontage psychique » dans le but de comprendre ce qui se passe pour le malade. Il nous faut porter notre effort vers le but de capter et de voir l'être humain dans son ensemble, au maximum de sa complexité, de ses nuances et de ses paradoxes, simultanément. Ce sera forcément de manière incomplète, mais ce que nous pourrons en percevoir sera déjà suffisant pour commencer une narration.

« Monsieur l'infirmier, de face vous ressemblez à George Clooney, et de profil vous ressemblez à un TGV ! »

Jean-Claude

Comprendre de façon uniquement intellectuelle n'est pas comprendre vraiment. C'est même ce qui est le plus convenu, le plus plat, le moins riche de promesses d'évolution et de croissance psychique. Une intelligence moyenne est suffisante pour assimiler et mémoriser ce genre d'informations. La vieille opposition posée par Montaigne entre « tête bien faite » et « tête bien pleine » n'en finit pas de traverser les siècles, et, malgré les progrès engrangés depuis, elle demeure fondamentalement intacte. La racine latine de « comprendre » est « com-prehendere » : saisir ensemble, embrasser quelque chose. Le sensible est déterminant pour appréhender la complexité de l'expérience humaine. Sans lui, nous sommes privés de la part émotionnelle dont nous avons tant besoin pour « saisir avec », et ce manque retentit comme l'amputation d'un organe essentiel. Est-ce dans ce vide occasionné que la société de consommation nous fourgue ses innombrables objets ?

Percevoir précède ressentir. Ressentir précède réfléchir. Réfléchir précède agir. Ces étapes peuvent se succéder à la vitesse de la lumière ou de façon très lente et progressive, mais qu'un seul étage soit incomplet ou inexistant, et toute la construction psychique se marque d'une faiblesse de constitution. Si, comme le définit le psychiatre Daniel Zagury[5], nous sommes des « architectes de l'humain », que vaudra dans ces conditions ce que nous aurons imaginé, conçu et construit ?

Ressentir, c'est-à-dire percevoir, identifier et accepter les émotions et les sentiments qui nous traversent. Quoi, même les mauvais sentiments ? Oui, même ceux-là. Les refouler revient à prendre le risque de ne plus agir de façon consciente et délibérée, et d'être agi par eux, avec la fausse et dangereuse conviction d'être parfaitement maître de ses pensées et totalement responsable de ses actes. Le pantin dont on tire les ficelles pour le mettre en mouvement sait-il qu'il est agi par le marionnettiste ? Le déni, ce grand classique, cueille régulièrement l'inconscient des plus avertis. Nul n'y échappe, mais le savoir permet d'en limiter les dégâts assez souvent quand même. Merci également aux collègues de permettre de le repérer en soi (tu ne manqueras pas de leur rendre le même service le moment venu) ! Ce n'est pas une expérience très facile à vivre que d'être pointé dans une de ses zones aveugles, notamment devant tout le service les jours de grande synthèse, mais elle peut se révéler indispensable. De l'aide-soignant le plus novice au « grand ponte » le plus expérimenté, nous sommes tous bâtis avec la même chaux. L'imperfection fait partie de notre lot existentiel. Après efforts constants, elle est réductible, mais jamais totalement annihilable.

---

[5] ZAGURY Daniel, *Comment on massacre la psychiatrie française,* Paris, L'Observatoire, 2021

« Ah oui, cet acteur-là !
Un jour, je l'ai vu en vrai à la télévision ! »
Nadège

Les émotions constituent le socle sur lequel tu vas construire ton action. Sans avoir identifié au préalable ce qu'elles t'indiquent, tu ne peux tout simplement pas t'orienter correctement. Cela ne veut pas dire que si tu éprouves de la peur par exemple, tu vas obligatoirement lui obéir et t'enfuir ! Cela indique que pour toi, à tort ou à raison, il y a un danger possible, que tu dois maintenir une vigilance renforcée, solliciter toutes tes capacités réflexives et cognitives et prendre les précautions nécessaires afin de réassurer ta base de sécurité. Les émotions sont au départ, mais c'est la raison, illuminée et réchauffée par elles, qui prend ensuite les commandes.

S'il n'y a que de l'émotion, tu es dans le feu. S'il n'y a que de la réflexion, tu es dans la glace. Dans les deux cas, c'est invivable pour toi ainsi que pour les autres.

Les émotions : elles sont essentiellement au nombre de quatre. Ce sont la tristesse, la joie, la colère et la peur. Certains ajoutent le dégoût et la surprise, pourquoi pas ? Mais avec les quatre premières, il y a déjà fort à faire pour que leur identification dans l'intime de ta conscience t'occupe largement. Surtout qu'assez souvent, elles se conjuguent et se mêlent.

Les émotions sont appariées. La colère et la peur sont sur le même axe. Elles ont beau s'opposer dans leur direction respective, chacune annonce la proximité de l'autre. Sur l'autre axe, la tristesse et la joie font de même. Elles se mélangent plus facilement que les deux premières. Ces remarques directement inspirées par la roue des émotions inventée par Robert Plutchik[6] pourront t'aider à donner un début de sens à ce que tu vas constater. Que ce soit du fait du maelstrom émotionnel qui agite les esprits ou au contraire de l'atonie qui s'abat soudainement sur eux, les raisons d'être déboussolé abondent.

Il n'y a pas de bonnes ou de mauvaises émotions. Le partage des émotions en « émotions positives » et « négatives » est un concept qui prête à confusion. Il y a seulement des émotions adaptées ou inadaptées face aux situations en train de se vivre. Éprouver de la joie lors de l'enterrement d'un être cher n'est pas meilleur signe que de ressentir de la tristesse en touchant le gros lot du loto. En sautant en parachute ou en montant sur une scène devant un public pour la première fois, tu as éprouvé de la peur et de la joie en même temps ? Voilà, tu as compris ce que je te disais au sujet des émotions qui se mélangent ou qui s'opposent.

La folie est très logique. Les constructions mentales qu'elle établit sont souvent marquées par l'absurde, l'insolite, la poésie aussi de temps en temps. Les prémices se faisant sous le sceau de l'irrationalité ou du délire, le contact avec le réel est trop altéré pour que celui-ci soit suffisamment lisible. L'effort de mise en sens par le malade sévèrement atteint est souvent gigantesque. Certains délires construits sont impressionnants de sophistication. Quand les éléments de départ du délire deviennent connus, des pans entiers du patient appa-

[6] PLUTCHIK Robert, *Emotions and Life,* Washington, APA Books, 2003

raissent. Un exemple réel ? Anne-Lise se maintient en permanence sur une chaise, repliée sur elle-même, jambes et bras croisés serrés. Après beaucoup de temps passé à gagner peu à peu sa confiance, elle nous explique qu'elle est très occupée à se protéger des « Translucides », entités qui cherchent à pénétrer dans son corps par les plis du coude, de l'aine, du genou, pour sectionner les vaisseaux reliés à son cœur. Saisir ce bout de son expérience donne accès à la quantité d'angoisse qu'elle a à affronter en permanence.

Nous sommes souvent en mode « téléguidé », répondant de façon automatique aux sollicitations qui affluent en permanence de notre environnement et de notre propre psychisme. Ainsi bombardés de stimuli, comment procédons-nous à la gestion de ces informations ? Beaucoup sont ignorées. C'est dommage, car, parmi elles, certaines pourraient s'avérer importantes. Une partie de ton travail consiste à observer en continu tes sensations, tes affects, tes pensées comme tu surveillerais du coin de l'œil les nuages qui défilent dans le ciel. Ne cherche pas à les retenir ni à les accélérer, porte-leur juste une part de ton attention. Nuages blancs, nuages gris, nuages légers, nuages denses, tous méritent d'être vus et observés. Ce n'est pas si difficile, tu ne procèdes pas autrement lorsque tu conduis en surveillant continuellement tes rétroviseurs tout en étant attentif à ce qui se passe devant ton pare-brise. La difficulté principale réside dans le fait que, pris dans le tourbillon de nos activités, nous avons souvent intégré la fâcheuse habitude d'élaborer des mises en sens insuffisamment travaillées et par conséquent partielles et partiales. Nos contemporains ont parfois tendance à confondre la pensée correcte avec la pensée abondante. Quelques-uns montrent même tous les symptômes de l'addiction à la mentalisation hypertrophiée. Il nous faut apprendre à dominer nos pensées, non pas en cherchant à les contraindre, mais en les observant et en les identifiant. Réduire ce flux quasi continu est un travail constant.

« Ne me fatigue pas en pensées inutiles. »

Didier

Il y a une différence entre ce que je crois savoir et ce que je suis en train de penser. Cette différence, nous pourrions la nommer « croyance », ou « erreur », ou encore « activité psychique fantasmatique ».

Entre nous et le monde autour de nous, une couche plus ou moins épaisse de fantasmes, sédiment de nos névroses, stagne et nous empêche de discerner le réel avec suffisamment de netteté. Il y a aussi une différence entre ce que nous voyons et ce que nous croyons voir, toute la question étant d'évaluer son degré d'opacité. L'approche phénoménologique[7] est une des méthodes pour réduire les diffractions, pour porter un regard renouvelé sur les êtres et les choses.

De nos jours, la souffrance est considérée comme l'ennemie principale au bonheur. À peine se montre-t-elle, plus vite doit-elle disparaître. Elle est devenue une incongruité intolérable, une erreur incompréhensible de la Nature. Puisque les analgésiques et les anxiolytiques existent en abondance, pourquoi s'en priverait-on ? Il va de soi que je ne suis pas en train de faire l'apologie de la douleur, encore moins de défendre le masochisme. Il ne s'agit pas non plus d'une question de rédemption. Je veux juste exprimer que l'apparition de la douleur nous renseigne sur quelque chose qui dysfonctionne. Son maintien confirme le fait que nous n'y avons pas encore apporté la solution idoine. L'évitement ou l'abrasion de la

---

7 HUSSERL Edmund, *L'Idée de la phénoménologie : cinq leçons*, Paris, PUF, 1994

douleur est une façon de contourner et de dénier les questions que l'humain doit affronter afin de se donner une chance de pouvoir les résoudre. Cette manière d'éviter la vérité qu'apporte aussi la souffrance peut jouer de mauvais tours.

« Je préparais mon BEP d'électricien, et puis j'ai pété les plombs. »

Kévin

Durant la seconde guerre mondiale, l'hôpital psychiatrique de Saint-Alban-Sur-Limagnole en Lozère[8] n'utilisait pas de psychotropes tout simplement parce qu'ils étaient introuvables. Quand un malade s'agitait, c'était le personnel en nombre qui le contenait en l'entourant, en lui parlant, en le touchant aux bras, aux épaules, au corps. Personnellement, j'ai bien connu et appliqué cette technique aux Urgences psychiatriques adultes du 13e arrondissement à Paris où j'ai eu la chance et le plaisir de travailler jusqu'en 2006. Nous ramenions la personne agitée dans sa chambre, doucement mais fermement. Après avoir créé une demi-pénombre en baissant le volet et avoir positionné son lit au milieu de la chambre afin de pouvoir nous disposer tout autour, nous l'incitions à s'allonger, et l'équipe, composée d'au moins six infirmiers et/ou internes, posait les mains sur ses chevilles, ses genoux, ses coudes, ses épaules tout en continuant à lui parler avec douceur, à nous parler aussi. Ainsi se créait autour de lui une contention manuelle qui faisait aussi une sorte de murmure incarné, de packing doux enveloppant et rassurant dont nous profitions également. Il se calmait, nous nous calmions tous. Cela se faisait ainsi, certes pas par manque de médicaments dans

---

[8] DAENINCKX Didier, *Caché dans la maison des fous,* Paris, Gallimard, Folio, 2015

l'armoire à pharmacie qui en était heureusement fort bien pourvue ! Nous cherchions juste à donner une chance à la vraie raison de s'exprimer au-delà du bruit, sans l'étouffer surtout trop rapidement à coups de tranquillisants. Comme tout, la douleur a un sens, il est nécessaire de l'explorer, et bien sûr, pour y parvenir, d'en avoir les moyens matériels suffisants.
Ces commentaires ne concernent pas la douleur chronique, celle qui érode la capacité et le désir de vivre.

La facilité n'est pas une donnée qui figure dans le « contrat de vie » que chaque humain signe en venant au monde, cela se saurait. Vivre se révèle une activité incertaine, fatigante, erratique. Vivre est angoissant, toujours. Nous avons tellement l'habitude de cette angoisse existentielle dans laquelle nous baignons en permanence depuis le début de notre vie que nous ne la percevons plus, sauf lorsqu'à certains moments elle devient paroxystique. Pour les personnes fragiles ou à structure psychique affaiblie, c'est bien pire car le paroxystique est souvent devenu leur étiage.

Comme en médecine ou en chirurgie, un patient hospitalisé en psychiatrie souffre. Il souffre même beaucoup. C'est une des raisons pour lesquelles il est là. C'est une évidence, mais il est bon de s'en souvenir, surtout quand les cris, les pleurs, les plaintes, les invectives, les conflits font sortir momentanément cette douleur de notre conscience.

« Nous sommes des lâches,
vous êtes des fonctionnaires,
nous devrions pouvoir nous entendre. »

Charles, ancien acteur,
s'adressant à la table des soignants
pendant un temps de déjeuner à l'hôpital

Une autre évidence que nous avons parfois tendance à perdre de vue, c'est que le malade psychiatrique n'est ni un extraterrestre, ni un spectre, ni un animal. Il est notre Autre semblable, ou notre Semblable autre au même rang que chaque individu qui compose l'espèce humaine. Qui pourrait affirmer que les rêves qui peuplent tes nuits sont si différents des hallucinations diurnes du schizophrène ? Et ne vois-tu pas ce qu'il y a de commun entre la persécution de ce paranoïaque et ta crainte à marcher le long d'une rue sombre et déserte ? Dans les deux situations, l'ombre inquiétante est surtout celle portée par le fantasme ou le souvenir d'un événement traumatique. Semblable et Autre, Autre et Semblable, peu importe. Ce qui est important, c'est de ne pas séparer les deux mots. Ton humanité en pâtirait ; or, tu en as rudement besoin pour faire ce que tu as à faire.

« C'est pas parce que j'ai raté mon carnet de correspondance en Troisième que je vais rater le piano ! »

Alba

« Homo sum humani a me nihil alienum puto » comme l'a dit Térence au deuxième siècle avant notre ère. Traduisons : *« Je suis un homme et rien d'humain ne m'est étranger ».* Voilà une maxime qui a besoin d'être rappelée souvent à l'hôpital, et pas seulement à l'hôpital psychiatrique.

2. Toi et le Lien

« À son meilleur, un groupe n'est pas simplement une petite communauté pleine de cohésion au sein de laquelle on se sent bien reçu, accepté et confronté, mais il constitue aussi un milieu et une atmosphère qui permettent aux gens de créer ensemble. (...) Dans ce contexte, on peut définir le groupe comme étant une communauté d'apprentissage[9]*... »*

Il paraît qu'on enseigne de nos jours dans le milieu sanitaire et psycho-social à ne pas avoir d'affect ni à éprouver d'attachement en prodiguant les soins. Ce serait pointé comme une attitude non professionnelle. Est-ce la même exigence que tu as subie durant tes années de formation dans les IFSI ou à l'université ? Si c'est le cas, il va falloir que tu te débarrasses au plus vite de cette absurde et néfaste injonction, car retiens bien ceci : **c'est la relation qui soigne**. Cela n'est nullement en contradiction avec la prise de psychotropes ni avec d'autres techniques utilisées en psychiatrie, en psychomotricité, en ergothérapie, en orthophonie ou en psychothérapie. Tous ces moyens facilitent l'accès au psychisme trop défendu ou trop délirant, ce qui est la même chose. La prescription médicamenteuse baisse l'angoisse. Elle calme ou elle stimule, selon ce que vit le patient. Elle est donc facilitatrice et à ce titre, tout à fait indispensable. Malgré leurs qualités indiscutables quand ils sont employés à bon escient, les comprimés, contrairement à ce qu'affirment les grands laboratoires friands de faire des profits et les assureurs friands de faire des économies, les gélules, les

[9] ZINKER Joseph, *Se créer par la gestalt,* Éditions de l'Homme, Montréal, 1981

gouttes et les ampoules n'ont jamais réglé un problème psychiatrique de fond, et encore moins les grandes questions existentielles qui tourmentent certains malades. Un jour, Daniel, grand schizophrène, m'a confié avec un certain accablement : « Avant que n'arrivent les traitements, je délirais beaucoup. Et j'étais bien plus heureux qu'aujourd'hui. » Quand la dépression remplace le délire, il vaut mieux qu'il y ait des soignants alentour pour soutenir le psychisme fragilisé des malades. Répétons-le encore et encore, c'est la relation qui soigne.

« On va faire passer un permis piéton aux enfants. »

Jacques

Après celle d'un patient, voici la parole d'une interne en psychiatrie. Il y a quelques années de cela, elle me disait : « Tu sais, j'ai vu des traitements médicamenteux guérir les dépressions ». A-t-elle eu de la chance, est-ce moi qui en ai manqué ? Mon expérience ne m'a pas accordé de faire le même constat qu'elle, pas une seule fois.

L'acquiescement du malade à recevoir les soins est indispensable en médecine et en chirurgie. Dès lors que les malades psychiatriques sont reconnus responsables de leurs actes, c'est vrai aussi pour eux. Seulement, cela peut générer une difficulté : sachant qu'il y a besoin de la participation active du patient à son traitement, comment l'obtenir si ce patient a trop peur ou est en rage ? Gagner la confiance, créer une alliance thérapeutique, cela procède de l'apprivoisement de la part paniquée qui hurle, tremble ou se débat. Tu vas avoir à créer avec patience et constance le pont entre toi et la personne souffrante. Les informations dont vous avez tous les deux besoin afin d'être en relation pourront y circuler. Quoiqu'il dise ou non, quoi qu'il fasse ou pas, le malade a toujours quelque chose à faire savoir, comme il le peut, avec des mots ou avec le corps qu'il est, lui aussi.

Ces observations ont été confirmées par les études nombreuses, essentiellement en langue anglaise, qui se succèdent depuis 1990. Ainsi, Mary Dozier[10] a montré dans son enquête sur les styles d'attachement créés entre des patients hospitalisés en psychiatrie et les soignants qu'il existe une nette corrélation entre la sécurité ou l'insécurité du patient et son adhésion plus ou moins grande à son traitement.

Comment définir la relation ? Au sens large, il s'agit d'un lien d'interdépendance et d'influence réciproque. Transposée à mon propos, c'est l'espace psychique qui est généré entre deux ou plusieurs personnes en interaction. L'espace psychique, la situation relationnelle qui se créent sont à chaque fois inédits et personnels. Même si elles peuvent paraître similaires, il ne peut pas y avoir deux expériences communes. Il n'existe qu'une expérience singulière, unique, même quand il y a une impression de répétition. Cette expérience n'est ressentie que par une seule personne. C'est ce qui explique pourquoi les choses sont perçues par chacun de façon différente, et fort heureusement. La Vérité absolue avec un grand V n'existe pas. Chacun possède la sienne, mouvante, évolutive, et par-dessus tout, partageable, opposable, complémentaire à la vérité de l'autre, de tous les autres.

---

[10] DOZIER Mary, *Attachment organization and treatments use for adults with serious psychopathological disorders*, Development and psychopathology 2, (1), 47-60, 1990

« On m'a volé ma montre, et en plus il y avait l'heure dessus. »

Jean-Pierre

Un psychologue, Jean-Marie Robine, a écrit un livre dont le titre est *S'apparaître à l'occasion d'un autre*[11]. C'est une belle tournure de phrase qui indique comment une relation authentique influe simultanément sur les deux protagonistes, chacun dans sa place et sa fonction. Elle évoque aussi le caractère non prémédité, la part de surprise qu'une rencontre significative induit. Au fur et à mesure de l'échange, on découvre l'autre, il se dévoile aussi. En réciprocité, l'autre nous découvre tandis que nous nous dévoilons plus ou moins consciemment. Ainsi, nous faisons littéralement connaissance dans une dynamique renouvelée d'instant en instant, tout le temps que dure la séquence. Cette quadruple « sortie de la couverture » renvoie à Jean-Claude Ameisen et à sa remarquable émission *Sur les épaules de Darwin* consacrée à « Soi-même en train de vivre[12] », c'est-à-dire à faire l'expérience active de soi-même en train de vivre sa vie[13]. Découvrir son prochain induit la découverte de quelque chose de nous-mêmes, à nous-mêmes, pour nous-mêmes au moment où cette découverte se produit. Autrement dit, la relation vraie transforme quelque chose en soi. On en sort légèrement modifié et, dans un certain nombre de cas, enrichi.

Je ne pense pas que nous entrions en relation avec quelqu'un. Il m'est venu peu à peu la conviction que nous sommes déjà

---

[11] ROBINE Jean-Marie, *S'Apparaître à l'occasion d'un autre : études pour la psychothérapie,* Bordeaux, L'Exprimerie, 2004

[12] Jean-Claude AMEISEN, *Sur les épaules de Darwin,* France Inter, émission du 18 avril 2015

[13] SEMPRUN Jorge, *L'Écriture ou la vie,* Paris, Gallimard, 1994

reliés avec la personne mais que seuls nos inconscients le savent déjà. Ce qui peut donner un début de sens au fait, maintes fois constaté, qu'en psychiatrie, quand nous évoquons avec un collègue un patient, il n'est pas rare de voir justement ce dernier surgir dans notre champ de vision...

Autrefois, les aides ménagères faisaient partie de l'équipe de soins. Elles étaient des agents efficaces et concernées qui observaient les patients et leur environnement tout en nettoyant et en rangeant leur chambre. Des rapports de sympathie et de familiarité pouvaient s'établir tandis qu'elles procédaient à leur travail. Elles devenaient même assez souvent des confidentes pour certains patients trop repliés sur eux-mêmes ou qui refusaient de se confier aux psys. Elles étaient d'ailleurs intégrées aux synthèses où leur participation était attendue et considérée avec respect. On ne compte plus les informations rapportées par elles et qui ouvraient tout à coup sur une face complètement cachée de la problématique ou sur la préparation d'une fugue ou d'une tentative de suicide. Ces temps sont hélas révolus. Le personnel qui entretient les services est de nos jours tout en même temps ignoré par le personnel hospitalier et maltraité par ses employeurs, dits « externalisés ». Il faut se passer maintenant de ces auxiliaires modestes qui étaient si importantes. Mais il est vrai qu'il faut se passer aujourd'hui de tant de choses indispensables.

« Je n'ai jamais pu faire la différence entre la meringue et le polystyrène. »

Robert

Beaucoup de nos semblables, qu'ils soient malades, souffrants ou bien portant, se contentent d'une connaissance très superficielle d'eux-mêmes et du monde qui les entoure. Ils cherchent essentiellement à stabiliser qui ils sont, et pas tellement plus que cela. Souffrir, privilégier la croyance que cette souffrance est due au monde hostile ou à la fatalité, ou les deux à la fois et se l'entendre confirmer par un professionnel, c'est la demande plus ou moins implicite de la majorité d'entre eux, du moins quand ils commencent à s'intéresser, par la force des choses la plupart du temps, à ce qui ne va plus du tout dans leur vie. Voilà qui les dégagerait de leur responsabilité à infléchir leur sort. Cela suffirait, et il ne resterait plus qu'à trouver le traitement chimique idoine afin d'effacer les symptômes les plus pénibles. Combien de traitements psychotropes sont ainsi renouvelés d'année en année de façon automatique par les généralistes et les psychiatres en ville ? Cette façon de se considérer et de considérer le type de relations établies avec le monde qui les entoure est dupliquée partout : en famille, avec les amis, mais aussi au travail et sur les questions politiques, au sens premier du terme, c'est-à-dire selon le *Robert* « à ce qui est relatif à l'organisation, à l'exercice du pouvoir dans une société organisée ». Les gens s'arrangent avec leur mal, du moment qu'il ne remet pas fondamentalement en question leur vie et leurs croyances. Cependant, aussi bien pour mener activement sa vie personnelle que pour donner des soins à un patient, admets que ce sont des conceptions de l'existence très insuffisantes. Elles sont tout juste bonnes à permettre la survie.

Vœux de Noël : « Je vous souhaite de faire autant de mathématiques que vous le voulez ! »

Gilles

L'instrument d'analyse premier, c'est ton corps. Tes récepteurs sensoriels sont les capteurs de ce que le patient émet. Ton corps est une caisse amplificatrice sur laquelle vibre ce qui émane du patient.

Ton corps reçoit des stimuli de l'extérieur, mais il en émet aussi en interne, de lui-même et également en réaction à ce que l'environnement renvoie. Il est aussi important de ressentir ce qui vient de toi que ce qui vient des autres. Que garder de tous ces signaux ? Les sensations, les émotions, les sentiments, les pensées. Ce qui vient purement de toi et ce qui vient à la suite de la relation établie avec le patient, le mal de dents irritant dans ta mâchoire ou la joie que tu as ressentie en apprenant que le mélancolique de la chambre 14 a esquissé un sourire en faisant du monocycle lors d'une sortie à l'atelier « école du cirque ». Et bien sûr, le transfert et le contre-transfert qui s'établit entre toute personne mise en relation sensible (pléonasme) avec une autre. Nous en reparlerons plus loin.

Ta première attitude soignante, c'est donc l'écoute. Ton corps, ton esprit résonnent au contact de ce patient. Que vas-tu faire de ces multiples et continuelles vibrations ? Rien pour le moment. On veut toujours aller trop vite. Continue de t'imprégner de ce qui circule entre toi, le médecin, le collègue et le patient. Vois que tu passes le premier dans l'énumération des protagonistes. Non pas parce que tu es le plus important, chacun est important, mais parce que tu es toi et que c'est de toi dont tu as à t'occuper en priorité. C'est l'ordre des choses. On pourrait appeler cette nécessité à être attentif à soi-même « égoïsme sain », par exemple. C'est une qualité qui n'a rien à voir avec l'affreux défaut nommé « égocentrisme ». L'exigence à prendre soin de toi t'oblige à te considérer avec respect. Observe qu'elle se retrouve aussi dans les consignes de sécurité des avions de ligne que le personnel de bord répète au début de chaque vol *(« en cas de dépressurisation de l'appareil, des masques à oxygène vont tomber devant vous. Disposez votre masque en premier sur votre visage avant de le positionner sur le visage de la personne qui est à côté de vous, etc. »)*. Et puisque nous voyons et ressentons le monde à l'aune de nos perceptions, le non-respect de soi-même induit deux conséquences fâcheuses. En premier lieu, on ne peut plus l'exiger de la part des autres, puisqu'on ne se l'accorde pas à soi-même. En second lieu, on ne peut pas le prodiguer de façon pertinente et consciente. C'est une observation valable partout et tout le temps.

« Je suis le fils de la phagocytose et du néant. »

Louis

Avant de prendre soin des autres, affine la conscience de toi-même : comment te sens-tu ? Quels nuages flottent aujourd'hui dans ton ciel intime ? Es-tu dans un bon jour ou dans un jour plus incertain ? Dans quelles dispositions es-tu ? Te sens-tu ouvert ou fermé ? Confiant ou méfiant ? Tendu ou relâché ? Léger ou dans la peine ? Fatigué ou reposé ? Tiens compte de tout cela et aussi du reste au moment de commencer, et durant le temps de ton travail. Selon l'état intérieur dans lequel tu te trouves, tu ne vas pas ressentir, penser et interagir de la même façon. Il va sans dire que la conscience fine que tu as de toi-même n'est pas obligée d'être débranchée dès la fin de ton service. Au contraire !

Avec l'entraînement, tu constateras que tu possèdes plus de cinq sens. Appelle les autres comme tu veux : intuition, jugeote, hypersensibilité, signal d'alarme... Au fur et à mesure que ton expérience va s'accroître, tu feras le constat que tu peux assez souvent te fier à eux. Assez souvent ne veut pas dire toujours ! N'oublie jamais de vérifier tes sensations premières dès que tu le peux. Une intuition prise d'emblée pour une certitude est un fantasme qui nourrit la croyance. Sa valeur est proche du nul. Selon Noël K. Salathé[14], les contraintes existentielles sont au nombre de cinq. Nous trouvons la responsabilité, corollaire de la liberté. Il y a ensuite la quête de sens face au chaos que présente le monde dans lequel nous sommes plongés durant notre vie. Vient ensuite la finitude des êtres et des choses. La solitude, l'isolement de chacun d'entre nous et qui nous accompagne depuis notre naissance jusqu'à notre dernier souffle constitue la quatrième contrainte. Pour terminer, il y a la limitation et l'imperfection, la nôtre et celle du monde qui nous entoure. C'est de cette dernière dont il est maintenant question, et tant pis si tu trouves que je radote, j'assume ! Imparfait dans un univers imparfait, tu es sujet à commettre des erreurs. Ce genre de pensée rend nécessairement modeste. Être conscient de sa valeur tout en gardant sa modestie ne sont pas des concepts antithétiques.

[14] SALATHÉ Noël, *Psychothérapie existentielle, Institut de Psychothérapie gestalt-existentielle,* Genève, 1995

« Mon cœur se glisse entre deux côtes et va exploser à l'extérieur, comme un alien. »

Marc

Il est bon de te rappeler que si c'est un jour où les parasitages personnels, qu'ils soient physiques ou psychologiques, sont trop importants, il y a des collègues qui t'entourent. Ils peuvent te permettre de rester en retrait le temps que tu te sentes mieux. C'était du moins comme cela que les choses se passaient là où j'ai travaillé... Si ce n'est plus le cas, voilà une manière de se considérer et de considérer les autres qu'il conviendrait sans doute de réactualiser. Sur un poste de jour, tu ne devrais pas te trouver à travailler seul dans ton service. Si tu l'es, oublie (temporairement) ce que je viens de te dire. En revanche, n'oublie pas qu'il y a dans ce cas un gros problème de fonctionnement de ton hôpital. Toi non plus, tu ne dois pas t'arranger avec la douleur.

3. Toi, le Lien et les Autres

On a beau être sensible et intelligent, on ne l'est cependant jamais autant qu'à plusieurs.

Le soin en institution est un soin pensé, prodigué et évalué en équipe. Une équipe soignante, ce n'est pas l'addition de l'intelligence de Simon, plus celle d'Aude, plus celle de Christine, plus celle de Béatrice, plus celle de Marion. C'est beaucoup plus que cela, une équipe. C'est une entité qui potentialise les qualités (et les défauts si ceux-ci sont ignorés) bien au-delà d'une collection de personnalités. Voilà qui met d'emblée en lumière une grande difficulté actuelle : comment constituer une équipe de travail digne de ce nom quand depuis quarante ans les idées sociétales introjectent que l'individu *seul*, du chef de service jusqu'à l'aide-soignant et du directeur au cadre infirmier supérieur, est décideur *seul* du roman de sa vie ? Il est urgentissime de réinstaurer les notions de soutien et d'entraide pour les soignants, et en priorité d'abord pour eux.

Une équipe de soin efficace n'est pas non plus un groupe de personnes qui se fonde dans une illusion fusionnelle. Comme partout, des gens sympathisent ou pas, les caractères se complètent ou s'opposent, des rapprochements s'opèrent, des sous-groupes se font et se défont au gré de ce qu'ils vivent. Nulle nécessité de s'aimer en chœur, du moment que l'objectif commun reste celui de faire un travail de qualité en synchronicité. Comme dans tout groupe humain, et cela commence dans le groupe familial, se respecter les uns les autres est nécessaire et suffisant. Cultiver la différence plutôt que de chercher à toute force les points communs, cela constitue la richesse et la diversité de l'équipe. Celle-ci sera d'autant plus à même de recevoir et de soigner les personnes hospitalisées dans leur propre richesse et leur propre diversité.

« J'aime les femmes, mais comme une femme. »

James

En suivant la même idée et en l'approfondissant, on déduit aisément l'importance donnée à la stabilité des équipes. Pour que les soins puissent se développer sur une base, il importe que celle-ci soit la plus constante possible. Un soignant n'est pas un pion interchangeable qui peut être balloté d'un endroit à un autre au gré des besoins récurrents de colmatage des autres services hospitaliers.

Pour qu'il y ait possibilité de poser des actes soignants dignes de ce nom, il est indispensable qu'il y ait un cadre. Les lois, les règlements déterminent le domaine de compétence de chaque établissement et de chaque métier. Savoir ce qu'il est possible de faire et de ne pas faire est protecteur autant pour les praticiens que pour les patients. Les règles déontologiques et morales complètent et achèvent de fermer l'espace de soin, non pas pour sceller et enfermer, mais pour compléter leur sécurité de base. C'est ce dispositif qui va permettre l'acte thérapeutique optimum. Celui-ci fait ainsi l'économie de l'énergie consommée par l'autoprotection que l'on est forcé de mettre en place quand la protection institutionnelle fait défaut.

« Je suis en train de faire une étymologie complète de mon corps. »

Robert

C'est la controverse et la discussion des sensations et des idées qui font que le soin devient réellement soin. Quand tout le monde est toujours d'accord dans une équipe, c'est mauvais signe. Un de mes anciens cadres infirmiers de l'ASM 13, Michel Dunand, disait avec un sérieux qui m'avait impressionné à l'époque que lorsque toute l'équipe était d'accord au sujet d'un patient, celui-ci mourait. Peut-être du renoncement, donc du mortifère, s'est-il insinué peu à peu ? Une prise de pouvoir d'un ou plusieurs soignants en serait l'origine ? Ce serait fort regrettable. En tout cas, il est indiqué d'aller vérifier ce qui génère la monotonie et l'ennui ordinaires dans les soins et durant les réunions d'équipe, et le cas échéant, d'envisager sérieusement une analyse des pratiques ou une supervision.

Pour aller de soi à soi, il faut nécessairement passer par un autre. Ainsi sont faits les humains, ainsi sont tissés les fils subtils qui les relient, pour le meilleur ou pour le pire. C'est le principe même du lien thérapeutique. Le meilleur ? Le lien qui nourrit, qui sécurise et qui contient. Le pire ? Le lien qui enchaîne, qui impose un rapport de force afin de soumettre le patient à des exigences qui ne sont pas au service de ses intérêts. Contenir momentanément l'accès de violence d'un patient participe de sa sécurité et de la sécurité des personnes présentes : soignants, malades et visiteurs. Cela n'a rien à voir avec le ligotage de ce même patient pour des causes de sous-effectif chronique, d'irréflexion, voire dans certains cas hélas avérés, de sadisme. C'est là que l'institution court le risque de devenir violente et opprimante. Ce n'est évidemment pas sa vocation, ni celle de son personnel.

Le travail thérapeutique est une recherche de vérité. Laquelle ? Celle du patient, bien sûr. Prends garde cependant à ne pas confondre vérité et croyance. Très souvent, la croyance prend l'apparence de la vérité et ce déguisement est cause de beaucoup de souffrance. Une partie de ton travail consiste à démêler la réalité de la croyance, celles du patient, celles de l'équipe soignante, celles de l'institution, celles de la HAS, celles de la société humaine, et tes propres croyances.

« Quand je faisais un mètre soixante-seize, j'étais journaliste. »

René

Une autre part du travail réside dans le « comment ». Comment présenter la vérité de façon assimilable ? Une interprétation, une observation assénée sans précaution est au mieux inutile. Au pire, elle peut être dangereuse. Réfléchir à cette présentation de manière à la rendre assimilable fait partie du bon exercice du métier. Cette vérité, dans le cadre de ton profil de poste, consiste aussi à stimuler et à rassurer un patient apeuré, ou à poser des limites fermes mais sans brutalité à un malade désinhibé.

Sous les vérités, et aussi sous les secrets et les mensonges, sédimentés par tous ceux qui ont participé à l'histoire du patient, y compris ceux des générations précédentes, se trouve sa vérité. Cette vérité est peut-être enkystée, elle est peut-être envasée dans l'indicible ou enfermée dans l'innommé, mais elle est forcément présente[15]. Puisqu'il n'y a pas d'effet sans cause, tout symptôme, toute pathologie en recèle au moins

---

[15] TISSERON Serge, *Tintin et les secrets de famille,* Paris, Aubier, 1992

une. Il est possible que l'origine en reste à jamais partiellement inconnue, mais elle existe néanmoins. À toi d'aider à procéder à sa mise au jour. La qualité de ton accompagnement est déterminante : authentique, engagée, et cependant prudente et respectueuse de la dignité des personnes. Respectueuse aussi de ce qu'elles sont en capacité d'élaborer au moment où elles se trouvent dans leur évolution, sans perdre un instant de vue que c'est le patient qui trace son chemin. Toi, tu l'accompagnes, tu es à son côté, ou derrière lui, mais pas devant, même si tu brûles d'envie de lui imposer ce qui te semble évident. Ce n'est pas une interdiction d'un point de vue éthique, c'est juste que c'est inutile. Le patient est comme toi, il ne fait que ce qu'il sait faire. Faire à sa place ne sert à rien. Patience et petits pas, encore et toujours.

Qu'est-ce qu'une personne qui va bien ? Le mieux-être qu'elle obtient enfin va-t-il la rendre bonne, sinon meilleure ? Pas forcément. Le patient qui sort apaisé de ton service ne sera pas rendu amélioré sur le plan de sa moralité. Il n'était pas sympathique et il le reste, même maintenant qu'il va mieux ? Oui ! La santé mentale est différente du caractère et de la personnalité, même si au long cours elle imprime sa marque sur eux. La bonne nouvelle c'est que personne ne t'avait fait l'obligation d'être son directeur de conscience et encore moins son ami. Le voilà rendu à sa vie, et toi, tu continues la tienne.

S'il était devenu très sympathique, maintenant qu'il souffre moins et que sa vraie personnalité s'épanouit enfin ? Il pourrait faire un excellent ami… Et pourtant, l'attachement que tu éprouves, la fierté peut-être aussi d'avoir contribué à le sortir du mauvais moment qu'il traversait, tout ce qui donne envie de garder la relation, il est nécessaire que tu acceptes que cela s'interrompe parce qu'il doit prendre son essor et que tu ne dois pas le retenir. Il a fait son travail, tu as fait le tien. Il avait une vie avant son hospitalisation, l'hôpital ne saurait être sa vie à lui qui va bien maintenant. L'attachement n'a rien à voir avec la dépendance, ce sont même des notions opposées. Engrange le souvenir de ce patient dans ta mémoire, il te sera utile pour reprendre confiance en toi les jours où tu douteras de ta valeur, les jours où les choses n'iront pas comme tu le souhaites.

Et pour les autres, ceux qui ne vont pas mieux, qui n'iront sans doute pas mieux ? Pour ceux-là, le lien auxiliaire ne peut pas, ne doit pas s'interrompre. L'étayage doit se faire tout le temps de sa nécessité. Si la nécessité est éternelle, qu'y peux-tu sinon arrimer et entretenir votre constance, toi et tes collègues actuels et futurs ?

« J'ai été cent quatre-vingt-dix fois policier,
et je ne comprends pas,
je n'ai jamais arrêté personne ! »

François

Te mets-tu en relation uniquement à partir de ta base de sécurité et en prenant bien garde de n'en pas sortir ? Dans ce cas, tu ne pourras jamais faire la connaissance de la personne en face de toi, s'il s'agit de ton patient, ou de la personne à tes côtés, s'il s'agit de ton collègue. Alors, il te sera difficile de leur être utile, à l'un comme à l'autre.

Méfie-toi des présupposés et des hypothèses qui ont facilement tendance à se transformer en certitudes. Les certitudes sont tellement rassurantes ! Sois d'abord observateur des faits.

Si tu ne comprends pas grand-chose dans les débuts de la rencontre avec le patient, c'est bon signe, cela veut dire que tu écoutes bien. Tu comprendras plus tard, peut-être, quelque chose. Je dis « peut-être » car dans le domaine de l'esprit, rien n'est stable, tout est en transformation. Et puis, tu sais bien qu'il est déjà difficile de se comprendre soi-même, alors croire qu'il est possible de comprendre totalement les autres est une grande et immodeste illusion. Ce qui t'est accessible, plus ou moins, c'est, à partir des symptômes exprimés, d'échafauder des hypothèses de diagnostic afin de pouvoir établir un axe de travail. Les bases théoriques de la psychologie, certes en évolution permanente, sont solides. Elles sont utiles pour comprendre la bonne santé mentale et les pathologies. Pour tenter de comprendre l'âme, adresse-toi en plus à la poésie et à la philosophie. Et à la religion aussi ? Cela, c'est une affaire intime qui ne regarde que toi, et nul autre.

« C'est à cause de mes pensées externes… »

Adrien

Si tu as tendance à trop vite établir de certitudes, arrange-toi pour avoir toujours au moins deux hypothèses en même temps. Tu gagneras du temps pour réfléchir avant d'être tenté d'agir avec trop de hâte. Et dis-toi qu'envisager trois hypothèses au départ, c'est encore mieux. Beaucoup de novices ont envie de « guérir » les patients, naïfs incommensurables qu'ils sont, pour se rassurer, pour se prouver leur valeur, pour la prouver aux autres. Cette vanité est incompatible avec la position de soignant car elle aveugle et ferme les capacités d'ouverture indispensables pour donner les soins. Je fais bien la distinction entre « vanité » et « fierté ». La fierté émane de la conscience de sa valeur. À ce titre, elle est une qualité. Un narcissisme judicieusement développé et à ton service ? Une connaissance suffisante de toi, de tes qualités, de tes défauts, de quelques-unes de tes failles ? Oui, quelque chose comme cela.

Ce patient qui demande à boire, a-t-il juste soif ou souffre-t-il de potomanie ? Est-ce une anorexique qui veut s'alourdir avant d'être pesée ? Est-il diabétique ? Se sert-il de cette demande comme prétexte afin qu'on s'occupe de lui ? Lis les dossiers, écoute et mentalise les indications données lors de l'admission et des relèves. Si c'est toi qui fais le constat que quelque chose d'anormal est en train de se passer, partage l'information avec l'équipe. Il vaut mieux rapporter une information à priori insignifiante que passer sous silence un renseignement qui pourrait s'avérer ultérieurement très utile. Garde aussi à l'esprit que certains malades choisissent certains membres du personnel pour en faire leur interlocuteur principal ou leur écoute privilégiée. À ce propos, il n'est pas interdit de s'interroger, tant à titre individuel que lors des synthèses, des raisons de telle demande ou de tel rapprochement avec un membre particulier de l'équipe. Identifier les facteurs qui favorisent une alliance en constitution est un des moyens pour s'approcher de la problématique portée par le patient.

« Fumer me donne envie d'écouter du Michel Delpech. »

Hugo

Sans faire preuve d'un pessimisme exagéré, on peut dire que toute activité, qu'elle soit personnelle ou professionnelle, entraîne la probabilité de commettre des erreurs à un moment ou à un autre. Dans l'immense majorité des situations, ces erreurs sont rattrapables. Ce qui pose surtout problème, c'est de persister dans la même erreur soit parce qu'on ne la voit toujours pas, soit parce qu'on est persuadé envers et contre tout d'avoir raison, soit parce qu'on ne veut pas reconnaître son erreur initiale. Il est évident que les conséquences d'une telle fermeture d'esprit peuvent se révéler dommageables.

Je fais partie d'une génération d'infirmières et d'infirmiers qui répugnaient à écrire dans le cahier de transmissions, est-elle la dernière ? Notre métier est depuis toujours un métier oral. Les infirmières et les infirmiers sont les seuls à avoir un contact permanent avec les malades, jour et nuit, chaque jour de l'année, qu'il pleuve, neige ou vente. Entre eux, les paroles s'échangent de façon spontanée ou réfléchie, au hasard des rencontres dans les couloirs, des interventions dans les chambres ou les parties communes, lors des ateliers, durant les entretiens. Il est souvent assez difficile de restituer de façon écrite un certain nombre de situations inquiétantes, cocasses, émouvantes parce que le ton, la gestuelle ont montré un élément significatif. Tout le monde n'est pas Marguerite Duras ou Albert Camus pour transposer par écrit non seulement les paroles, mais aussi la musique qui les accompagnent. Tant pis, il faut faire avec le fait que tu n'es ni Prix Goncourt ni prix Nobel de littérature, et écrire tout de même ce qui doit l'être même si tu n'aimes pas trop montrer ton orthographe parfois approximative ou ta syntaxe hésitante.

Les informations que tu as recueillies durant ton travail sont importantes. Tout le monde n'est pas présent en même temps. Ton collègue qui va revenir après quelques jours ou semaines de vacances a besoin de savoir ce qui s'est passé aujourd'hui et les jours précédents. Et si c'est ton tour de prendre du repos, pense à leur laisser les moyens suffisants de travailler en ton absence. Il y a des personnes qui adorent pratiquer la rétention d'informations. C'est hélas un travers humain assez banal que de vouloir prendre ou garder le contrôle en obligeant les autres à passer par soi, mais je le trouve assez misérable et, pour tout dire, tout à fait anti-professionnel.

« Je ne peux pas le vendre plus cher au même prix ! »

David

Que transmettre ? Si tu portes bien attention aux gens et à ce qu'ils vivent, tu constateras rapidement qu'il y a une grande quantité de faits qui s'accumulent. Apprends à faire la différence entre un détail et un microphénomène. Le premier n'a aucune incidence et ne mérite pas une transcription dans le dossier de soins. Le second est emblématique de la pathologie. Même minuscule, il renseigne sur un état, un développement de l'évolution du patient. Mets-toi à la place des autres : de quoi aurais-tu besoin pour saisir ce qui s'est déplié au cours des jours dans l'attitude du patient ? Où en est-il dans sa souffrance ? Quels signes sont apparus qui marquent un développement favorable ou non ? Ce regard éteint, est-il récent ou déjà ancien ? Cette agressivité, cet agacement même léger, se manifestent-ils pour la première fois ?

Ceux qui ont lu tous les livres et intégré toute la connaissance, ceux qui rédigent de longs rapports et participent aux conférences en faisant de brillants exposés, ce sont les médecins, les internes, les psychologues. J'ai souvent pu observer que la différence de classe sociale posait une invisible mais solide barrière entre les médecins et leurs subordonnés. Tout autant que l'aisance économique, la richesse culturelle, sociale et symbolique sont des réalités, d'autant plus actives qu'elles sont déniées et subies. Celui qui maîtrise la parole impressionne et domine celui qui la manie avec plus d'hésitation. Le complexe d'infériorité rampant qui émane du personnel paramédical, qu'il soit accepté ou surcompensé, contribue à complexifier et à alourdir les rapports. De même, le complexe de supériorité de certains médecins éprouve durement les liens qui unissent une équipe de soins confiante en elle. Une partie de la soumission excessive à l'autorité et de l'agressivité mal maîtrisée viennent aussi de là. Que faire pour y remédier ? Empare-toi de la part de richesse culturelle et symbolique qui te revient parce que tu en as besoin pour faire ton travail et pour exister en tant que sujet et acteur de ta vie. À toi de voir comment tu vas procéder. La parole orale et écrite n'est pas la propriété exclusive de ceux qui sont tes supérieurs hiérarchiques. Ils ne te sont supérieurs que par leur fonction, pas par leurs qualités humaines. Ne crains pas d'être, jamais, car ton effacement te nuit et nuit aux patients.

« À cinq heures, j'étais à Paris, à dix heures, j'étais à Paris, les voyages forment la jeunesse ! »

Sébastien

Oserais-je dire ce que je pense très fort ? Oui, je te le dis : c'est l'honneur des infirmières et des infirmiers que de rester, quoiqu'il se passe, à soutenir, à rassurer et à protéger les patients de leurs terreurs, de leurs monstres, de leurs orages. D'être les premiers arrivés le matin et les derniers partis le soir. Tu trouves le mot « honneur » désuet ? Alors, tu peux dire « fierté ». Si tu le trouves encore trop fort, tu peux choisir « contentement » ou « satisfaction », mais c'est un peu dommage. Pour ce qui me concerne, c'est le premier terme que je garde. Face à la perte de sens, il me paraît urgent de réactiver cette notion. Quand les temps s'assombrissent, garder vif ce qui brille et ce qui réchauffe est une nécessité vitale.

Dans les années 1970, nos collègues ont beaucoup réfléchi sur l'antipsychiatrie et la psychanalyse. Les jeunes psychiatres aussi, soutenus par leurs aînés qui avaient connu la guerre et la Résistance tels Jean Oury à la clinique de La Borde, Lucien Bonnafé, François Tosquelles, Philippe Paumelle, Paul Sivadon et tant d'autres. Jenny Aubry, Geneviève Appell, Myriam David, en prenant en charge les orphelins de guerre dans les années 1950, ont montré que prodiguer seulement les soins d'hygiène n'était pas suffisant pour la santé des enfants et que là encore, les liens d'attachement étaient vitaux. Toutes et tous ont participé à la révision de l'ancien système psychiatrique et à la mise en place de la psychothérapie institutionnelle (on m'a dit que c'était un concept devenu totalement désuet, cependant j'ai la faiblesse d'y tenir). Je cite ces noms pêle-mêle et beaucoup d'autres sont omis qui mériteraient de figurer dans ce paragraphe. Je te laisse la curiosité et le soin de les découvrir. Il est très important que tu puisses garder le fil de la mémoire de ton origine professionnelle. Sans la connaissance de ce passé qui, par ailleurs, est passionnant, tu ne peux pas savoir vers quoi vous vous dirigez, toi et ton diplôme tout neuf. Plus exactement, vers quoi vous êtes dirigés. Ceux qui connaissent l'Histoire et les origines dirigent le destin de ceux qui l'ignorent.

« Moi, je vais vous dire, j'ai une pathologie qui m'empêche d'aller à Sarcelles. »

Patrick

Ce patient t'exaspère, il a beaucoup œuvré pour t'épuiser et il y a réussi. Tu es en rage, tu éprouves de mauvais sentiments, il serait dommage que tu t'en veuilles car ta réaction émotionnelle est normale. Cela démontre que tes capteurs fonctionnent bien. Cependant, tu n'oublies pas non plus qu'il souffre, alors que vas-tu faire ? Bien sûr, tu es là pour lui, c'est pour lui que tu es (mal) payé, mais tu es là pour toi également. Ne crains pas de partager la question qui t'agite (je préfère le mot « question » au mot « problème »). Tes collègues vivent régulièrement la même chose que toi. Sois sur tes gardes face à celui qui te dit que tu n'es pas un bon professionnel parce que tu ressens de la colère ou de l'impuissance car il te ment très probablement. Si cependant il semble sincère dans son affirmation, il est alors très possible qu'il se mente à lui-même. Dans ce cas, il est nécessaire que tu sois attentif non seulement pour toi, mais aussi pour lui car il se connaît fort mal.

Les patients sont parfois jeunes et toi-même es à peine plus âgé qu'eux. Peut-être une certaine familiarité aurait-elle tendance à s'installer rapidement au risque du maintien de plus en plus problématique du cadre thérapeutique ? Tutoiement ou vouvoiement entre les soignants et les soignés, la question se pose et chacun y répond en fonction de sa personnalité dès lors que le tutoiement n'est pas la mise en place d'une structure de domination ou de séduction de ta part ou de celle du patient. Choisis ce qui te convient le mieux, mais garde en tête qu'une relation de soin est toujours asymétrique. Tu l'as compris, l'empathie est non seulement permise, elle est encouragée. L'amitié, c'est-à-dire le partage et la réciprocité d'une intimité psychique, est proscrite. Ce que je te dis là pourrait sembler en contradiction avec la nécessité d'être engagé et avec l'exigence de sincérité due aux patients. Avec certains d'entre eux, à un moment choisi, il peut être judicieux de partager quelque chose de ta vie personnelle. Par exemple, une expérience que tu auras vécue, un morceau de ton expérience, afin de les aider à élaborer leur propre pensée. Donner à entendre et à ressentir quelque chose qui les renseigne sur le fait qu'ils ne sont pas seuls au monde, et pas seuls non plus à avoir rencontré la douleur qui les traverse. Se relier par tout moyen approprié à celui qui vit dans le désert relationnel, tels sont le chemin et le but.

Un malade angoissé peut être entraîné vers des parties très régressées, extrêmement archaïques de lui-même, c'est-à-dire vers des paysages psychiques antérieurs à l'acquisition de la parole qui se situent environ dans les douze premiers mois de sa vie. Sans doute parce que je suis un homme, il m'est assez facile de me rapprocher physiquement d'un patient masculin très perturbé, sans que cela n'induise une ambiguïté ou une crainte, juste en l'entourant aux épaules avec mon bras, puis de rester ainsi, presque silencieux, nos respirations respectives se synchronisant progressivement, tout le temps nécessaire à ce qu'il s'apaise. « Non Jef, t'es pas tout seul… » chantait Jacques Brel. Oui, quelque chose comme deux compagnons de route, l'un soutenant l'autre à ce moment submergé par sa peine... Cette présence forte dans la crise peut aller loin. Elle peut aller jusqu'au point où tu es obligé de montrer quelque chose d'important de toi, non pour <u>te</u> soulager, mais pour <u>le</u> réconforter et <u>le</u> rassurer. Pour lui faire faire l'expérience fondatrice qu'une autre expérience, positive celle-là, peut être opposée à la sienne, à celle de sa solitude : celle d'être relié à quelqu'un qui est attentif à lui, qui est soucieux de lui. En attendant que tu constitues ton savoir en matière de partage d'intime à bon escient, appuie-toi sur l'expérience et la

connaissance de tes collègues. Ne te décourage pas, ta fraîcheur te sera utile dans d'autres circonstances de ta vie professionnelle. Cette intimité psychique que je viens de te décrire n'est pas de l'amitié au sens habituel du terme. Faute de trouver une meilleure expression, je dirais que c'est un précurseur de l'amitié. Une sorte de principe universel, celui qui nous fait parler de l'amour qu'il est possible de ressentir envers l'humanité. Cela n'exige pas de nous que nous devions aimer tous les humains indistinctement !
L'essentiel est de ne pas générer d'ambiguïté sur les places de chacun. Pour cela, il faut que tu saches en permanence où tu te situes dans la relation qui s'est créée entre toi et le patient. Si c'est clair pour toi, tout ira bien.

L'ambiguïté va à l'encontre du soin car elle le neutralise.

Dans les services, le règlement interdit les relations sentimentales entre les patients. La pudibonderie n'est pas la raison de cette interdiction. C'est que ce genre de relation génère des transferts dits « latéraux » qui court-circuitent les autres. Et voilà ce couple qui vit son idylle, bien au chaud dans sa bulle, déconnecté des échanges et, de fait, hors traitement.

En parlant de sa consultation :
« Le docteur m'a volé et ça m'a gêné
car il a écrit sur l'ordonnance : acte gratuit. »
Sylvain

Puisque j'évoque les choses du cœur et du corps, il importe de clarifier l'attitude des soignants par rapport à des patient(e)s. Que penser des relations sentimentales ou sexuelles entre soignants et patients, même désinhibés, même séducteurs, même majeurs, même consentants ? À ton avis, où se situe le libre choix de quelqu'un qui est hospitalisé, donc en état de vulnérabilité et placé en permanence dans la relation asymétrique où il occupe la position basse, même quand il développe des symptômes de grandeur et de toute-puissance ? Inutile d'y revenir, c'est un interdit définitif, total et sans appel. En cas de vacillement persistant de la posture abstinente, car l'attirance et le désir ne se commandent pas, il est de la responsabilité de chacun de convoquer ses propres instances surmoïques les plus efficaces et les plus incorruptibles. La finalité de cet effort sur soi est d'éviter un passage à l'acte du soignant qui se révèle toujours préjudiciable au patient.

Celui-là est agité, éruptif, instable, infernal pour tout dire. A-t-il passé d'abord un examen somatique complet ? Combien d'hypomaniaques et de maniaques souffrent par exemple d'une hyperthyroïdie non encore diagnostiquée ? Combien d'angoissés présentent des problèmes cardiaques non décelés ? Combien de toxicomanes et d'alcooliques sont en état de manque ?

« La psy, c'est honnête ou c'est de l'exploitation mentale ? J'en ai marre qu'on m'exploite mentalement ! »

Nathan

Le patient exprime des idées grises qui se révèlent progressivement être des idées noires. Il évoque, à mots voilés, des idées qui te font ressentir un malaise, une inquiétude, même. Le mot « suicide » commence à s'insinuer dans ton esprit. La fameuse intuition susdite... Même si les faits objectifs, tels que le comportement et les relations interpersonnelles démentent en apparence les allusions ou les propos, le risque de suicide est toujours à prendre au sérieux. Quelqu'un qui évoque sa mort, même en souriant, même d'une façon très atténuée, ne va pas forcément bien. Il est indispensable d'y porter l'attention nécessaire afin d'évaluer l'intensité et la persistance de ses idées, d'alerter le restant de l'équipe et de prendre les mesures qui s'imposent dans de telles circonstances.

Lorsque quelqu'un entre dans le service pour tentative de suicide ou pour avoir exprimé plus ou moins clairement la perspective de mettre fin à ses jours, il est important de tenter de vérifier où il en est de ses pensées sombres. Une première entrée de cette évaluation peut résider dans l'examen de son système de mise en relation. Il s'agit d'apprécier autant que possible s'il espère encore pouvoir être compris et pouvoir compter sur le soutien dont il a besoin pour franchir ce moment délicat de sa vie, ou s'il a déjà renoncé à l'espoir d'une aide venant de l'extérieur. Cette évaluation est importante : elle permet de pouvoir se représenter le degré de dangerosité du patient envers lui-même. Porte une attention particulière à ceux qui paraissent dans les lointains, et qui ne posent pas de demande aux soignants. Peut-être ont-ils déjà glissé un regard ou même un pied dans le monde d'après… Ne pas demander, c'est ne pas faire exister les autres. Cela peut être également le début de l'effacement de soi-même.

Cultive-toi, puisque tu en as besoin, comme c'était évoqué plus haut pour entrer en relation sur un pied d'égalité avec tes collègues médecins ou autres. Je reviens sur ce point par un biais qui t'est plus personnel. Te cultiver fait partie intégrante de ton être. Nourris-toi d'émotions, de sensations, de bonheurs, de connaissances qui t'inspirent. Pour le corps que tu es, il y a nécessité d'absorber cette nourriture pour continuer de te construire et t'affirmer. Si tu es artiste, tant mieux. Si tu aimes l'art et la culture (l'art et la culture sont deux choses très différentes, je te laisse le soin d'approfondir ce point par toi-même), tant mieux également. Absorbe tout ce que tu peux absorber. Cela te permettra d'affiner davantage encore tes perceptions et tes capacités créatrices. Ton imaginaire participe à la rencontre et à l'élaboration psychique, partout et tout le temps que tu le souhaites.

« Oscar est un très beau garçon qui s'appelle Jean-Claude. »

Nadège

Les statistiques de l'OMS[16] nous indiquent que la maladie mentale ne favorise pas particulièrement l'imagination et la créativité. En d'autres termes, il n'y a pas plus d'artistes dans la population souffrant de troubles mentaux que dans la population générale. Il n'y en a pas moins non plus. Avoir des qualités d'artiste n'est pas l'important dans le sujet qui nous préoccupe. Ce qui l'est, c'est de permettre aux uns et aux autres d'exprimer ce qu'ils ressentent par tout moyen qui leur convienne. Et parfois, bien que cela ne soit pas le but, il y a des surprises heureuses pour le patient chez qui un goût ou une aptitude se révèle qu'il ignorait jusque-là : constat qui peut se faire aussi chez le soignant.

Les ateliers artistiques dans le cadre de l'hospitalisation ont pour objet de permettre aux patients de s'exprimer par d'autres médias que la parole. Ils permettent aussi d'offrir un temps de

---

[16] www.psychologue.net/articles/creativite-et-maladies-mentales

repos, une respiration, entre deux moments d'élaboration tels que les entretiens médicaux et infirmiers. Ces moments de détente sont aussi indispensables que le travail psychologique. Je mentionne les ateliers animés par des infirmiers car il existe de nombreux établissements qui n'emploient pas d'ergothérapeute ou de psychomotricien.

Pour communiquer, les humains ont inventé le langage. Nous pensons avec les mots, nous parlons avec les mots, sans souvent avoir bien conscience que les mots que nous utilisons parlent aussi de nous. Sans mot, la pensée ne peut pas s'élaborer, encore moins se partager. Choisis bien tes mots, ils sont importants car ils te permettent d'entrer en relation avec le patient. Les mots manquants ou trop approximatifs ou inadaptés, aussi bien du côté du soignant que du côté du soigné, ouvrent grand la porte au danger du passage à l'acte. Quand l'expression par le langage s'estompe, apparaît le risque de l'acte non pensé. Ce qui est impulsif est par nature dangereux pour soi et pour les autres.

« Ce qui m'ennuie avec les chats,
c'est qu'on se sent vite con ! »

Paul

La maladie mentale consume beaucoup ton énergie, ce qui n'est pas étonnant puisque le mortifère est puissamment activé. Celle-ci se comporte comme une pompe aspirante. Tu insuffles par conséquent en permanence du vivant, et souvent malgré toi, de manière inconsciente. En conséquence, il est nécessaire de rester vigilant à te ressourcer en continu. Une promenade en forêt, un repas partagé entre amis ou toute autre chose qui te convient participent à ton bien-être et à ta régénération. Explore et sers-toi de ce qui te correspond. N'oublie surtout pas de cultiver le plaisir, et pas seulement l'effort. Savoir faire des pauses dans sa vie est capital. Quoi, comme les patients alors ? Bien sûr, puisque tu es un Semblable Autre.

Le meilleur souhait que je puisse formuler pour toi : sois curieux de toi, des autres, du monde dans lequel tu vis. Affûte ta curiosité car elle est source d'ouverture. L'arrogance est mauvaise conseillère. Ce sont les patients qui t'enseignent. En échange, tu leur donnes la possibilité de guérir. Ce n'est jamais toi qui les guéris et pas davantage tes collègues. Toi, tu les soignes de ton mieux, avec la connaissance que tu as de toi et du psychisme humain, et c'est déjà beaucoup. Il ne t'est pas demandé plus, alors inutile d'en faire trop, ce trop qui est l'ennemi du bien.

Tu possèdes un riche imaginaire ? En étant en relation avec les patients, des images, des pensées qui peuvent être dérangeantes ou décalées, lumineuses ou émouvantes se forment spontanément dans ton esprit, que vas-tu en faire ?

« Ce n'est pas grave si je me pique les doigts plusieurs fois par jour pour faire des glycémies, ce n'est que du sang de doigt. »

Djamila

La réponse est celle-ci : tu vas les mettre au service du patient. Peut-être est-il en difficulté pour symboliser et partager son monde interne ? À l'inverse, est-il délirant, emporté par une efflorescence épuisante de représentations dans lesquelles il est immergé sans jamais pouvoir s'en détacher ni les arrêter ? Pour te repérer, consulte ta boussole intime, c'est-à-dire ce que tu connais de mieux en mieux de toi et qui t'indique de quelle manière tu vas établir ta posture thérapeutique. Regarde la direction que t'indique son aiguille, elle est toujours la même : de quoi ce patient a-t-il besoin en cet instant ? D'activer son psychisme ou de le calmer ? D'être contenu ou lâché ? À toi de faire ton évaluation de la situation, de la croiser avec celle de tes collègues, puis d'agir en conséquence.

« Avoir besoin » et « avoir envie » sont des notions très différentes. Si en psychiatrie le désir est beaucoup encouragé car il est le signe d'un réinvestissement du vivant, il est important de se rappeler qu'il n'est pas suffisant en soi pour aller bien.

Ce patient qui éprouve l'envie de se scarifier dans sa chambre ou de s'enivrer lors de sa permission, est-il vraiment dans la pulsion de vie ? Peut-être, peut-être pas. La réponse à cette question complexe ne saurait être automatique. Cela ne doit pas constituer un empêchement pour prendre les dispositions indispensables de manière à assurer sa sécurité immédiate en attendant de comprendre davantage les ressorts de ses actes.

Le besoin, c'est de l'envie équilibrée par la raison. Est-ce que l'envie participe au bien du patient, ou s'inscrit-elle du côté de sa destruction ?

La mise en danger n'est pas forcément associée à la pulsion de mort. Un adolescent qui prend des risques importants cherche peut-être à trouver sa limite. Parfois, il vérifie s'il peut compter sur sa chance, bonne fée qui saura veiller sur lui dans la perspective d'un avenir ressenti comme angoissant. La prise de risque est, pour certains, un des moyens adoptés pour mieux se connaître. Pour d'autres, c'est une façon indirecte d'appeler à l'aide.

« Ce thé est bizarre : il est comme une femme qui aurait de la virilité tout en étant hétérosexuelle. »

Jean-Jacques

Tu as le droit de douter de la bonne attitude thérapeutique. Aux questions qui ne manquent pas de se poser, « oui » ou « non » ne sont pas les seules réponses possibles. « Je ne sais pas » est une troisième option. À l'inverse d'un certain nombre de nos contemporains qui adorent être sollicités pour répondre à des questions sans y avoir suffisamment réfléchi ou qui répugnent à admettre qu'ils ne savent pas y répondre, ne crains pas de t'en servir. Il n'est pas honteux de ne pas savoir. En revanche, il est ennuyeux d'affirmer quelque chose sans avoir suffisamment pesé les éléments de sa réflexion ou de prendre une mauvaise décision par hâte ou par pression, réelle ou supposée.

Parfois, ce que tu subis est trop violent. Une altercation, des injures, le refus obstiné d'un soin prescrit génèrent cris et morsures, coups et griffures. La mise à distance des émotions telles que la peur, la colère ou la tristesse, ou les trois à la fois, est alors nécessaire.

Cette « congélation » des affects, forcément momentanée et partielle, est indispensable pour tenir dans la crise. Cependant, une congélation qui tendrait au pergélisol serait préoccupante. Comment, dans ces conditions, espérer effectuer un travail de qualité, au service des patients et sans éprouver de l'ennui ? S'aguerrir est l'objectif car il permet de ne pas se sidérer et de pastelliser les pensées et les actions qui vont en découler. S'endurcir génère l'exact opposé : une attitude monolithique, rigide, cassante, en deux mots : inadaptée et préjudiciable au patient.

J'oubliais : ne crains pas d'interroger les évidences ou ce qui semble être des évidences : bien souvent elles recèlent des surprises. En ce qui concerne les paroles et les faits, chacun de nous leur accorde une valeur propre. Il convient de la croiser avec la valeur que les autres lui attribuent. C'est une recommandation particulièrement indiquée pour les patients qui aménagent les relations avec une dose plus ou moins concentrée de perversion. Et puis, pour revenir à l'exemple de la patiente terrorisée par les entités pénétrantes, vois combien la translucidité, notion d'ordinaire bénigne et plutôt favorable, peut prendre un caractère extraordinairement terrifiant. Pour comprendre, il est nécessaire d'étalonner la valeur des mots.

« Ce qui est chiant, c'est que pour finir quelque chose, il faut l'avoir commencé. »

Hervé

L'accordage et le désaccordage, voilà deux notions importantes. Permets-moi d'insister : avant de comprendre, il est nécessaire d'entendre, de voir et de sentir. Il est inutile, il est même nuisible de chercher à savoir quoi faire tout de suite, sauf si la situation relève de l'extrême urgence, et dans ces moments-là, vivent les procédures ! À chercher trop vite des mises en sens, il y a un grand risque de te couper de la relation qui est en train de s'établir. Le lien de confiance pourrait ainsi se rompre prématurément. Conséquences : le patient se ferme, ou se met en colère, ou s'attriste. Il ne se sent plus compris. Il te disqualifie. Il a raison, car, tandis que tu partais chercher des raisonnements, des explications et des solutions dans ton esprit trop soucieux de bien faire, tu l'as laissé seul. Et être seul, c'est une expérience que bien souvent il ne connaît que trop. Il n'est pas là pour revivre à l'infini ses traumatismes, mais pour les aborder avec ton soutien et les guérir avec ton aide.

Heureusement, rien n'est définitif. Le réaccordage demeure toujours possible, maintenant ou plus tard. Souviens-toi, les erreurs d'ajustement sont inévitables, elles font partie intégrante de la rencontre entre les êtres humains.

« J'ai l'impression d'être un problème qui habite un corps non maîtrisé. »

Axel

Assez souvent, tu vas rencontrer un patient qui « se perche » ou qui « se floute » dans des considérations abstraites ou générales. Il fabrique du brouillard. D'un côté, il en souffre car il s'y égare, mais d'un autre côté, ce brouillard lui est fort utile pour le protéger du « loup » qui y rôde, et qui lui fait si peur, alors il a envie d'y rester. Vas-tu adhérer à son système de résistance ? Ce serait vraiment dommage, vous seriez l'un et l'autre les dindons de la farce. Ramène-le plutôt dans l'ici et maintenant, avec douceur mais constance, dans le fondamental des sensations, des émotions, des images. Au besoin, commence par les tiennes s'il ne comprend pas ce que tu lui demandes ou s'il éprouve trop de frayeur. Aide-le à dissiper peu à peu sa fumée, montre-lui que tu es là pour le protéger de l'objet de sa terreur. Ne crains pas de donner l'exemple de ce que tu attends de cet entretien. Ce qui se passe au cours de l'entrevue ou de la consultation est le modèle-type que le patient établit de façon habituelle, partout ou presque. Toutes ses peurs, toutes ses colères, tous ses échecs relationnels y sont contenus.

Les neurosciences envisagent aujourd'hui les résistances comme les dispositifs qui permettent au sujet, qu'il soit soignant ou soigné puisque je parle essentiellement des soins en institution, de réguler ses émotions. Ces stratégies de régulation s'activent afin d'atténuer, de transformer ou d'éviter des affects trop douloureux à ressentir. Les résistances constituent donc un moyen très efficace de contenir la souffrance. Dès lors, il devient clair que ce ne sont pas des ennemies, mais des protections, même si certaines de ces protections sont devenues au fil du temps obsolètes dans leur fonction et, par là même, trop limitantes. Chercher à forcer les résistances revient à pratiquer une tentative d'effraction psychique d'une gravité exceptionnelle. Wilfred Bion disait qu'il n'y a pas plus grande violence que de commettre une intrusion psychique. Quiconque en a fait l'expérience en tant qu'objet, tant dans le cadre privé que dans le cadre professionnel, peut le confirmer, cela fait en effet très mal et longtemps.

« Ma force, c'est ma faiblesse et la faiblesse est au-dessus de mes moyens ! »

Christian

Pour certains patients, le système défensif mis en place consiste à saturer de mots ou de gestes l'espace entre lui et le soignant. Cela lui permet de neutraliser toute expression du protagoniste et d'éviter de ressentir l'angoisse de perdre la maîtrise de la relation. Il s'agit de contenir la logorrhée, de trouver peu à peu la place d'interlocuteur actif au service du soin. Comment faire ? L'expérience aidant, tu vas trouver ton style d'entrée en relation thérapeutique. Ce sera lui qui sera le plus approprié car ce sera le plus authentique. Style fait de respect, de délicatesse, de capacité à capter ce qui se passe pour le patient et pour toi-même tandis que l'échange se développe. Tu as compris en quoi consiste ta posture professionnelle : stimuler la bradypsychie, ralentir la tachypsychie. En quatre mots, réguler le flot émotionnel.

Le transfert et le contre-transfert sont deux autres points importants. En réalité, ils sont quatre :

1 - le transfert est ce que le patient déploie sur le soignant.

2 - le contre-transfert est la réponse affective du soignant à ce qu'exprime le patient.

3 - le transfert du soignant est ce qu'il déploie sur le patient.

4 - le contre-transfert du patient est sa réponse affective à ce qu'exprime le soignant.

Oui, je crois savoir ce que tu penses : comment t'y retrouver dans cet échange serré de forces qui s'opposent, se croisent et se tissent ensemble ? Ce n'est pas aussi compliqué qu'il n'y paraît. Tu as une équipe avec toi, tu as ton expérience propre, tu disposes d'une quantité considérable de livres de référence, tu as des œuvres littéraires, musicales, picturales, cinématographiques, utilise-les et progressivement puises-y ce que tu as besoin de saisir dans la relation qui s'est établie entre toi et le patient.

« L'activité repousse le fainéant. »

Pierre

Il est nécessaire, surtout dans un premier temps, d'accepter d'être passif, de se laisser façonner par le patient. Même s'il peut être très dérangeant de faire le constat que la personne te perçoit comme hostile, manipulateur, mauvais même, ou au contraire comme un sauveur, un ange, voire l'amour de sa vie, il est nécessaire que tu supportes d'être un objet honni ou idéalisé pendant quelque temps. Le soutien de tes collègues est particulièrement précieux dans le contexte délicat du transfert négatif ou amoureux. Même si ton narcissisme s'en trouve flatté, le transfert très positif peut générer lui aussi des désagréments, comme le sentiment d'être attendu, pourchassé, invoqué à tout propos. N'hésite jamais à t'appuyer sur ton équipe, elle est là pour t'éclairer et te soulager. Un jour ou l'autre, tu seras sollicité à ton tour pour aider un de tes collègues pris dans la même difficulté. Quelle difficulté ? Là encore, le travail se fait sur un fil. Casser ce transfert afin de t'en protéger, c'est casser le lien thérapeutique qui a été mis en place. Tout est à recommencer, et souvent rien ne sera plus comme avant. Le patient va se méfier car il n'aura pas envie de subir la castration de son désir une deuxième fois. Il s'agit donc de maintenir le lien sécure tout en maintenant un niveau de frustration du patient qui lui soit supportable, afin de donner le temps de travailler de quoi le transfert est constitué.

Devenir la surface de projection nécessaire à l'installation des phénomènes transférentiels est une composante importante de ta place de soignant. Leur mise en place permet alors à ton propre mouvement contre-transférentiel de s'établir. Sans cela, il n'y aura pas d'actes thérapeutiques dignes de ce nom, tout au plus une distribution impersonnelle de draps, de nourriture et de médicaments, assortie d'un placage de paroles convenues et de lieux communs. Autant faire acheter par l'hôpital un distributeur automatique de pilules (surtout ne pas le lui suggérer, il y songe déjà lui-même)[17].

L'histoire de ce patient t'a bouleversé. En l'écoutant, tu as eu les larmes aux yeux, des frissons t'ont parcouru. Comment t'en vouloir ? Ton contre-transfert est excellent, bravo, puisque c'est surtout avec lui que tu travailles. Pourtant, tu vas devoir le maîtriser pour rester dans ton rôle. Évoluer sur la frontière mince qui te permet de « goûter » juste ce qui est nécessaire de l'expérience du patient afin de capter ce qu'il vit, mais sans en absorber une dose telle que tu ne pourrais plus ensuite assurer ta fonction thérapeutique. Pas facile ? Certes, mais c'est l'essence même de ce métier que d'être subtil et nuancé. D'être à la fois en lien et en retrait pour pouvoir penser en permanence le soin que tu as en charge de prodiguer. Pour pouvoir contenir ce qui déborde du patient et ce qui cherche à déborder vers toi, et de toi.

---

[17] Dr ALEXANDRE Laurent, *La Guerre des intelligences,* Paris, JC Lattès, 2017

« On dit que l'avenir appartient à ceux qui se lèvent tôt, mais alors, pour ceux qui travaillent de nuit ? »

Emmanuel

« Le monde est contenu dans un grain de sable », disait le psychiatre Daniel Stern[18]. Si tu portes ton attention sur ce grain de sable, tu ne peux que lui donner raison.

Une collègue psychologue, Elisabeth, et néanmoins amie chère, parvenue à la retraite, me confiait un jour ceci : « Quand j'étais une jeune femme, je regardais la forêt entière qui s'étalait devant moi, comme une masse de bois et de feuillages assez indistincts. Au fil des années, j'ai appris à porter mon attention et à reconnaître les arbres qui la composent, puis leur tronc et leurs branches. Aujourd'hui, je peux observer une simple feuille avec ravissement. » Voilà qui illustre joliment le propos de Daniel Stern.

Et les familles des patients ? La plupart d'entre eux en ont une, et dans le cas de la pédopsychiatrie, il est indispensable de la prendre en compte. Pour ce qui concerne la psychiatrie des adultes, il est recommandé de l'intégrer autant que possible et selon la réalité du vécu des patients. Prise dans l'activité incessante et multitâche du travail, l'équipe a tendance à oublier (ou à refouler) que les personnes hospitalisées ont une histoire intime et complexe faite de liens parfois positifs, parfois toxiques avec des proches. Pour les soignants, les familles ont principalement quatre fonctions. En premier lieu,

---

[18] STERN Daniel, *Le Moment présent en psychothérapie : un monde dans un grain de sable,* Paris, Odile Jacob, 2003

il est attendu d'elles qu'elles n'imposent pas de complications à l'équipe de soin : leur discrétion, leur absence, sont souvent ressenties comme étant leur première qualité. Ensuite, dans la majorité des cas, même quand elles sont dysfonctionnelles, elles participent au soutien psychologique et matériel du patient. Et puis, pour certains d'entre eux comme les enfants, les adolescents et les personnes très dépendantes, la croyance communément admise que la famille est ce qu'il y a de mieux pour l'épanouissement de chacun est bien pratique : elle permet d'éviter de compliquer encore davantage la prise en charge. Quatrièmement, les familles parlent. À travers les histoires qu'elles relatent, elles racontent leur histoire. Inconsciemment et consciemment, elles décrivent le fonctionnement qui s'est établi entre leurs membres. Ce fonctionnement est parfois adapté, parfois inadapté, parfois franchement toxique. Jean-François, un de mes formateurs, disait avec un tantinet de pessimisme mais beaucoup de lucidité que la famille est souvent le premier lieu de sauvagerie qu'un humain est amené à expérimenter. Le fait est que le fort y écrase souvent le faible, et rarement de manière assumée. « La bonne éducation » à dispenser est souvent le motif invoqué par ceux qui ont le pouvoir et qui ont tendance à en abuser. L'amour et le respect que les parents estiment pouvoir exiger, aussi. La tyrannie domestique est une réalité qui permet à certains parents ou tuteurs d'assouvir leur appétit de domination, sans oublier d'autres appétits pénalement répréhensibles. La famille est une source précieuse de renseignements sur la constitution et le développement des pathologies ainsi que sur les orientations à donner aux soins et aux suites des soins, tout particulièrement pour ce qui concerne les patients mineurs ou dépendants. Que vaudrait la meilleure thérapeutique du monde si le retour à la vie courante de la personne ne pouvait être envisagé dans un milieu rendu plus favorable à son bien-être et à son épanouissement, *a minima* à une meilleure sécurité ?

« Moi, je ne lis jamais. Le seul livre que j'ai lu, c'est le code de la route et je l'ai appris par cœur. »
Alain

Nous voilà arrivés aux confins de cet ouvrage qui se veut une porte ouvrant sur des perspectives de travail éclairé et excitant. J'espère que tu as commencé à travers lui à disposer d'un viatique de départ amélioré pour « voyager » à l'intérieur de toi-même et des patients dans les meilleures conditions possibles. Fais ces voyages, y compris ceux dans ton propre intime, avec énormément de respect. Ne sois pas trop étonné, ni culpabilisé des réactions parfois exacerbées que ton action ajustée et bénéfique va pouvoir induire. Laisse à la personne en soin le temps de récupérer et de métaboliser ce que l'acte thérapeutique a généré. Gilles Delisle, un psychologue québécois, parle de « l'élégante lenteur » du travail psychologique. Eh oui, patience, humilité et esthétique du soin, toujours et encore… Un dernier point en rapport avec ce que tu viens de lire à propos des réactions du patient à tes interventions : fais confiance à sa capacité d'intégration des échanges. Même si sa réaction première est virulente, si tu as suffisamment réfléchi à ce que tu veux exprimer et que tu es assez assuré de la capacité de comprendre de la personne à qui tu as affaire, ne recule pas et soutiens ta position avec souplesse et compréhension. Fais le pari de son intelligence. Si tu recules trop vite devant sa réaction, si tu prends peur, il t'en saura peut-être gré dans un premier temps, mais plus tard, il se pourrait qu'il s'en veuille de n'avoir pu explorer ce qui s'était ouvert pour lui ce jour-là, avec ton concours inspiré.

4. Conclusion

Comme tu as pu le constater, chaque paragraphe de ce texte est le début d'un approfondissement quasiment infini. À toi de poursuivre la réflexion qui s'est ouverte et, sur l'océan de la connaissance, de tracer ta propre route. Je souhaite que ce chemin soit pour toi le plus large possible car autant dans cette discipline médicale que dans une autre, le travail de recherche et d'approfondissement des connaissances est exigeant. En toute sincérité, je la crois même beaucoup plus exigeante que pour toute autre spécialité. Le travail intrapsychique qui se rajoute de façon indispensable est intense, en plus de tout le reste. Si tu pensais en intégrant un service de psychiatrie que tu allais garder les fous en jouant à la belote avec eux du matin au soir et du soir au matin, te voilà prévenu…

« Monsieur l'infirmier, vous êtes en voie de décongélation et vous avez le regard néandertalien ! »

Jean-Philippe

Prends le temps nécessaire, avance à ton rythme, sûrement. Laisse se déployer ta curiosité et ta connaissance. Surtout, aie confiance en tes qualités affectives, réflexives, cognitives et interactives. Si tu ne t'accordes pas cette indispensable confiance, à qui pourras-tu l'accorder ? Bien sûr, aie confiance aussi dans l'équipe soignante au sein de laquelle tu interviens avec toute la richesse de ta personnalité.

Adagio et *allegro*, car la connaissance est joyeuse. Le musicien affine chaque jour la maîtrise de son instrument ou de sa voix. C'est un ouvrage de longue haleine, de toute une vie qui est remis chaque jour à son perfectionnement. Que fais-tu d'autre avec le merveilleux instrument de chair, de nerfs et de sang traversé en permanence d'émotions et de pensées que tu es ?

Épilogue

« Mais aux âmes bien nées // La valeur n'attend pas le nombre des années », c'est le vieux Corneille qui le dit. Pour ma part, je te souhaite une belle et longue vie joyeuse à faire ce que tu as choisi de faire. Ne vois aucun angélisme béat dans mes propos, je n'ai pas du tout l'esprit boy-scout. Je sais parfaitement que les conditions de travail ont empiré, que les infirmières et les infirmiers sont employés de plus en plus lourdement à des activités d'enregistrement de tâches trop souvent absconses sur l'ordinateur du service qui alimente l'Ordinateur de l'établissement qui alimente le Grand Ordinateur qui contrôle l'ensemble des ordinateurs et ceux qui les nourrissent de chiffres et de statistiques à l'utilité pas toujours évidente. Je suis atterré par les sous-effectifs permanents ainsi que les salaires insuffisants. Juste, je ne perds pas de vue que derrière ce qui est assez souvent ressenti comme un fatras administratif, derrière les circulaires et les lettres d'information, les postes à pourvoir, les recommandations et les process, il y a toujours des humains en souffrance : les malades, et aussi les personnels censés s'en occuper. Le pari que je fais ici, c'est qu'en tentant de redonner toute sa valeur à « pourquoi tu es là », cela te donne envie de ne pas fuir en démissionnant par découragement ou par sentiment d'impuissance, mais de défendre ce à quoi tu accordes sens et importance. Parmi les valeurs qui fondent l'humanité, il y a la protection des plus faibles, l'entraide, le soin. Tôt ou tard, un certain nombre d'entre nous ou de nos proches fera partie de cette cohorte d'affaiblis, de dépressifs, de confus transitoires ou permanents. Se projeter dans cette probabilité, c'est aussi penser à soi de la meilleure façon. Avant d'y être confronté un jour, tu as le droit d'éprouver la satisfaction d'être utile à toi-même et aux meurtris de la vie que tu as rencontrés et que tu

vas être encore amené à soutenir tout au long de ta carrière. Satisfaction de voir que des personnes prises dans leur douleur, certaines depuis toujours, commencent à pouvoir envisager de vivre d'une nouvelle façon, et que tu y es un peu pour quelque chose. « Il n'est pas bon à grand-chose celui qui n'est bon qu'à lui-même » disait Voltaire. Ces gratifications narcissiques tout à fait légitimes sont nombreuses à t'attendre, tant les humains vivent de choses diverses, tant ils ressentent et réagissent de manière infiniment surprenante, tant les parcours de vie sont émaillés de drames individuels et collectifs, de « petites » histoires personnelles percutées par la grande Histoire et qui attendent d'être réparées, parfois depuis plusieurs générations. L'humain sait très bien survivre, c'est une aptitude innée qui lui a permis, vaille que vaille, de traverser les millénaires et de devenir ce qu'il est. Notre défi aujourd'hui est peut-être de lui donner les moyens de vivre enfin, au sens plein du terme. La maladie et la pauvreté financière, intellectuelle, culturelle ont ceci de commun qu'elles limitent la capacité de choix. Ne pas disposer de suffisamment d'argent ou être porteur d'une pathologie lourde, et c'est souvent les deux en même temps, opposent de hautes barrières aux désirs et aux actions. Où vivre, avec qui, dans quelles conditions ? Autant d'options qui se ferment en proportion de l'importance de la limitation. Quand il n'y a plus de choix envisageable, l'humain perd l'essentiel : son besoin fondamental d'autonomie et de liberté.

Dans cette perspective, vas-tu être contraint de lutter pour inverser le processus de démantèlement du système actuel de soins psychiatriques qui a été engagé depuis près de quatre décennies avec une remarquable constance ? Devras-tu inventer de nouveaux objectifs, de nouvelles façons de les atteindre ? Même si mes dons extralucides sont des plus limités, je n'en serais pas surpris car je n'ai aucun doute sur ton talent personnel et collectif ainsi que sur tes capacités d'imaginer, de concevoir et de réaliser ce dont tu as besoin pour accomplir ce que tu as décidé de faire. S'il fallait donner une preuve de ma foi en toi, je dirais que l'envie de t'écrire ce petit ouvrage en porte témoignage à elle seule. Beaucoup de nos collègues ont démissionné et démissionnent encore, sans compter ceux qui ont été licenciés pour refus de se soumettre à la vaccination anti-Covid. En 2021, environ mille élèves infirmiers ont rendu leur blouse durant leur formation, ce qui constitue un record absolu. J'imagine que durant leur réquisition l'année précédente afin de renforcer les équipes Covid, ils ont vécu un avant-goût de ce qui risquait de les attendre pendant les quarante prochaines années de leur activité professionnelle... Ce faisant, et mis à part ceux qui se sont aperçu qu'ils n'étaient pas à leur place pour accomplir des soins infirmiers, les autres ont commis à mon avis quatre erreurs. D'abord, en renonçant si vite, ils n'ont pas expérimenté la nécessité de se défendre dans un monde souvent hostile, voire cruel. Ils n'ont pas fait l'expérience fondatrice de se connaître actif et déterminé à s'opposer à ce qui cherche à les opprimer. Par ailleurs, ce ne sera probablement pas tellement mieux ailleurs, mon travail psychothérapique avec des salariés en grande souffrance dans les secteurs et aux échelons hiérarchiques les plus divers me le laisse fortement craindre. Ensuite, ils alimentent la croyance scandaleuse que la jeune génération est molle, pusillanime, sans idéal ni conviction. Et en dernier lieu, ils fournissent aux dirigeants politiques et administratifs l'argument d'être obligés de fermer des lits, des services, des hôpitaux faute de recrutement. Fuir est la solution la plus économique pour conserver le maximum de chances de survie, tous les animaux le savent d'instinct. Ils ne renoncent à ce moyen que lorsqu'ils sont acculés. Quand ils n'ont plus d'autre choix que d'affronter le danger, ils jouent alors leur va-tout en s'engageant dans le combat. Je crois que nous sommes arrivés, soignants et soignés, libéraux et salariés, actifs et retraités, aux confins de cette zone dans laquelle le débouché vers une échappatoire est devenu inenvisageable. Pour aller où ? Pour faire quoi ? Le retour à la terre ne sera pas pour tout le monde. Et puis, les besoins de la population sont tellement importants alors que les moyens pour les satisfaire sont si anémiés par la fonte des effectifs de soignants et la disparition des structures de soins… Le manque était hier criant, il est aujourd'hui hurlant. Faire quelque chose ? Chacun le ressent dans sa conscience et dans ses tripes. La réponse à cette question ne peut être, ne pourra être que collective.

Léo Ferré conclut son long poème « Préface »[19] par cette phrase : « À l'école de la poésie, on n'apprend pas, on se bat ! ». Je paraphraserais cette déclaration en disant : « À l'école de la vie, on apprend à se battre », car non seulement rien n'est donné, mais beaucoup est repris si on n'y prend garde, si on se repose sur les acquis sans chercher ni à savoir d'où ils proviennent, ni à les accroître.

La confiance en l'avenir et la naïveté n'ont rien de commun. Sans aucune naïveté, en usant de ma liberté de choisir, après avoir fait le tour des options, après avoir accepté de ressentir chacune des émotions soulevées en moi, après avoir réfléchi sur la faisabilité de chacune, je fais le choix de la confiance en l'avenir, c'est-à-dire de mettre ma confiance en toi. Aujourd'hui, c'est toi le professionnel. Fais ce que tu as à faire. Ne renonce jamais à le faire de ton mieux.

Et comme les patients m'ont donné une des premières raisons de rédiger ces lignes, il est juste que ce soit l'un d'entre eux dont j'ai été l'infirmier référent à l'Institut Paul Sivadon qui conclue avec ses propres mots, et je crois que nul ne pourrait mieux dire :

---

[19] Léo Ferré, 33 Tours, *Il n'y a plus rien*, Barclays Record, 1973

« J'aime parler de la vie en général,
de se rendre service, de s'aimer, avoir des envies
de se promener en marchant, ne pas parler de ses
problèmes, se donner des conseils,
se soutenir moralement. S'écouter chacun
et ne pas couper la parole. »

Matthieu

Bibliographie

ALEXANDRE Laurent, *La Guerre des intelligences,* Paris, JC Lattès, 2017

ANZIEU Didier, *Le Moi-peau,* Paris, Dunod, 1985

BALINT Michael, *Le Médecin, son malade et la maladie,* Paris, Payot, 2003

Id., *Le Défaut fondamental,* Paris, Payot, 1971

BANCHIN Laurent, *Art brut, l'instinct créateur,* Paris, Gallimard, 2006

BARBEY-MINTZ Anne-Sophie, *L'Attachement, de la dépendance à l'autonomie,* Toulouse, Erès, 2017

BAUCHAU Henri, *L'Enfant bleu,* Arles, Actes Sud, Babel, 2004

BION Wilfred, *Recherche sur les petits groupes,* Paris, PUF, 2002

BOWLBY John, *Attachement et perte, 1, l'attachement,* Paris, PUF, 2002

Id, *Attachement et perte, 2, la séparation,* Paris, PUF, 2007

Id, *Attachement et perte, 3, la perte,* Paris, PUF, 2002

BUELTZINGSLOEWEN (Von) Isabelle, *L'Hécatombe des fous, la famine dans les hôpitaux psychiatriques français sous l'Occupation,* Paris, Flammarion, 2007

CAILLOT Jean-Pierre, *Le Meurtriel, l'incestuel et le traumatique,* Paris, Dunod, 2015

CASTORIADIS Cornelius, *La Montée de l'insignifiance,* Paris, Le Seuil, 1996

CAÏN Anne, *Le Psychodrame Balint,* Grenoble, La Pensée Sauvage, 1994

CICCONE Albert, *La Violence dans le soin,* Paris, Dunod, 2014

Id. et FENOGLIO Antoine, *L'Observation clinique,* Paris, Dunod, 2013

DAENINCKX Didier, *Caché dans la maison des fous,* Paris, Gallimard, Folio, 2015
DANTZER Robert, *Les Émotions,* Paris, PUF1988
DELISLE Gilles, *Vers une psychothérapie du lien,* Montréal, Éditions du Reflet, 2001
DIDIER Marie, *Dans la nuit de Bicêtre,* Paris, Gallimard, Folio, 2006
DUFOUR Dany-Robert, *L'Individu qui vient,* Paris, Gallimard, Folio, 2011
Id., *Baise ton prochain,* Arles, Actes Sud, 2019
EHRENBERG Alain, *La Fatigue d'être soi,* Paris, Odile Jacob, 2000
FERENCZI Sandor, *Journal clinique,* Paris, Payot, 1985
FLEURY Cynthia, *La Fin du courage,* Paris, Fayard, 2010
Id., *Le Soin est un humanisme,* Paris, Gallimard Tract n° 6, 2019
Id. et FENOGLIO Antoine, *Ce qui ne peut être volé,* Paris, Gallimard Tract Grand Format, 2022
FOUCAULT Michel, *Histoire de la folie,* Paris, Gallimard, 1972
FRANCK Ruella, *Le Corps comme conscience,* Bordeaux, L'Exprimerie, 2001
GARRABE Jean & KAMMERER François, *Classification française des troubles mentaux R-2015,* Rennes, Presses de l'EHESP, 2015
GORI Roland et DEL VOLGO Marie-Josée, *Exilés de l'intime,* Paris, Denoël, 2008
GORI Roland, *L'Appel des appels,* Paris, Mille et une Nuits, 2009
GUEDENEY Nicole, *La Conférence sur l'attachement (avec diapos),* 2016, Psycho essentielle, (sur Youtube) https://www.youtube.com/watch?v=8RfVJdY2DFo
GREEN André, *La Folie privée,* Paris, Gallimard, Folio, 1990
GUILLAUME Paul, *La Psychologie de la forme,* Paris, Flammarion, 1937

GRAUER Philippe et LEFEBVRE Yves, *La Psychothérapie relationnelle,* Paris, Enrick Éditions, 2018

HURNI Maurice et STOLL Giovanna, *La Haine de l'amour,* Paris, L'Harmattan, 1996

Id., *Saccages psychiques au quotidien,* Paris, L'Harmattan, 2002

JUSTON Didier, *Le Transfert en psychanalyse et en gestalt-thérapie,* Xhendelesse, La Boîte de Pandore, 1990

KEPNER James, *Le Corps retrouvé en psychothérapie,* Paris, Retz, 1998

KERNBERG Otto, *Les Troubles limites de la personnalité,* Paris, Dunod, 1997

MARCELLI Daniel et BRACONNIER Alain, *Psychopathologie de l'adolescent,* Paris, Masson, 1988

OURY Jean et FAUGERAS Patrick, *Préalables à toute clinique des psychoses,* Toulouse, Erès, 2012

OURY Jean, *Création et schizophrénie,* Paris, Galilée, 1989

PERLS Fritz, *Manuel de gestalt-thérapie,* Paris, ESF, 2020

PLUTCHIK Robert, *Emotions and Life,* Washington, APA Books, 2003

RACAMIER Paul-Claude, *Les Schizophrènes,* Paris, Payot, 1980

Id., *Le Génie des origines,* Paris, Payot, 1992

Id., *L'Inceste et l'incestuel,* Malakoff, Les Éditions du Collège de Psychanalyse Groupale et Familiale, 1995

ROBIN Marion, *Ado désemparé cherche société vivante,* Paris, Odile Jacob, 2017

ROBINE Jean-Marie, *La Psychothérapie comme esthétique,* Bordeaux, L'Exprimerie, 2006

SALATHÉ Noël, *Psychothérapie existentielle,* Institut de Psychothérapie Gestalt existentielle, Genève, 1995

SEARLES Harold, *Le Contre-transfert,* Paris, Gallimard, 1981

SPAGNUOLO-LOBB Margherita, *Gestalt-thérapie avec des patients sévèrement perturbés,* Bordeaux, L'Exprimerie, 2001

STIEGLER Barbara, *De la démocratie en pandémie,* Paris, Gallimard Tract n° 23, 2021

TERENO Susana, *La Théorie de l'attachement : son importance dans un contexte pédiatrique,* Cairn https://www.cairn.info/revue-devenir-2007-2-page-151.htm

TISSERON Serge, *Tintin et les secrets de famille,* Paris, Aubier, 1992

WINNICOTT Donald, *La Mère suffisamment bonne,* Paris, Payot, 2006

YALOM Irvin, *Le Bourreau de l'amour,* Paris, Galaade, 2005

Id. *Thérapie existentielle,* Paris, Livre de Poche, 2017

Id., *l'Art de la thérapie,* Paris, Galaade, 2008

ZAGURY Daniel, *Comment on massacre la psychiatrie française,* Paris, L'Observatoire, 2021

ZORN Fritz, *Mars,* Paris, Gallimard, Folio, 1979

Filmographie

Belle de Jour, Luis Buñuel, France, 1967
Boucher (Le), Claude Chabrol, France, 1970
Chat (Le), Pierre Granier-Deferre, France, 1971
Chatouilles (Les), Andréa Bescond et Éric Métayer, France, 2018
Consolation (La), Magaly Richard-Serrano, France, 2017
Dangerous Method (A), David Cronenberg, Canada-Allemagne-UK, 2011
Des Souris et des Hommes, Gary Sinise, USA, 1992
Divan à Tunis (Un), Manele Labidi, France-Tunisie, 2019
Divorce de Viviane Amsalem (Le), Shlomi et Ronit Elkabetz, France, Allemagne, Israël, 2014
Douze hommes en colère, Sidney Lumet, USA, 1957
En Thérapie, Éric Toledano et Olivier Nakache, France, 2015
Enfant Sauvage (L'), François Truffaut, France, 1969
Festen, Lars Von Trier, Danemark, 1999
Fou de Guerre (Le), Dino Risi, Italie, 1985
Freud, Passions secrètes, John Huston, USA, 1962
Grande Bouffe (La), Marco Ferreri, France-Italie, 1973
Huit et Demi, Federico Fellini, Italie, 1963
I comme Icare, Henri Verneuil, France, 1979
Incroyable Histoire du Facteur Cheval (L'), Nils Tavernier, 2018
In Treatment, série, Rodrigo Garcia, USA, 2008-2010
Juge et l'Assassin (Le), Bertrand Tavernier, France, 1976
Misery, Bob Reiner, USA, 1990
Mon Oncle d'Amérique, Alain Resnais, France, 1980
Mon Roi, Maïwenn, France, 2015
Nous ne vieillirons pas ensemble, Maurice Pialat, France, 1972

Œuvre sans Auteur (L'), Florian Henckel Von Donnersmarck, Allemagne, 2018
Ordinary People, Robert Redford, USA, 1980
Ouragan sur le Caine, Edward Dmytryk, USA, 1954
Poison (Le), Billy Wilder, USA, 1945
Que la Bête Meure, Claude Chabrol, France, 1969
Rain Main, Barry Levinson, USA, 1988
Séraphine, Martin Provost, Belgique-France, 2008
Shock Corridor, Samuel Fuller, USA, 1963
Vague (La), Dennis Gansel, Allemagne, 2008
Valse avec Bachir, Ari Folman, Israël, France, Allemagne, 2008
Vol au-dessus d'un Nid de Coucou, Milos Forman, USA, 1975
Whiplash, Damien Chazelle, USA, 2014

Documentaires

Santé publique année zéro, Barbara Stiegler et François Alla, table ronde
https://www.youtube.com/watch?v=d_c8Sr86nFY

Jours heureux (Les), documentaire, Gilles Perret, France, 2013

Pour une révolution politique, poétique et philosophique avec l'astrophysicien Aurélien Barrau, interview sur France Inter, 2022

https://www.youtube.com/watch?v=94IxSYo5wtM

Santé publique année zéro, Barbara Stiegler et François Alla, 5/05/22
https://www.youtube.com/watch?v=d_c8Sr86nFY

Sociale (La), documentaire, Gilles Perret, France, 2016

Table

Structures éditoriales du groupe L'Harmattan

L'Harmattan Italie
Via degli Artisti, 15
10124 Torino
harmattan.italia@gmail.com

L'Harmattan Hongrie
Kossuth l. u. 14-16.
1053 Budapest
harmattan@harmattan.hu

L'Harmattan Sénégal
10 VDN en face Mermoz
BP 45034 Dakar-Fann
senharmattan@gmail.com

L'Harmattan Cameroun
TSINGA/FECAFOOT
BP 11486 Yaoundé
inkoukam@gmail.com

L'Harmattan Burkina Faso
Achille Somé – tengnule@hotmail.fr

L'Harmattan Guinée
Almamya, rue KA 028 OKB Agency
BP 3470 Conakry
harmattanguinee@yahoo.fr

L'Harmattan RDC
185, avenue Nyangwe
Commune de Lingwala – Kinshasa
matangilamusadila@yahoo.fr

L'Harmattan Congo
219, avenue Nelson Mandela
BP 2874 Brazzaville
harmattan.congo@yahoo.fr

L'Harmattan Mali
ACI 2000 - Immeuble Mgr Jean Marie Cisse
Bureau 10
BP 145 Bamako-Mali
mali@harmattan.fr

L'Harmattan Togo
Djidjole – Lomé
Maison Amela
face EPP BATOME
ddamela@aol.com

L'Harmattan Côte d'Ivoire
Résidence Karl – Cité des Arts
Abidjan-Cocody
03 BP 1588 Abidjan
espace_harmattan.ci@hotmail.fr

Nos librairies en France

Librairie internationale
16, rue des Écoles
75005 Paris
librairie.internationale@harmattan.fr
01 40 46 79 11
www.librairieharmattan.com

Librairie des savoirs
21, rue des Écoles
75005 Paris
librairie.sh@harmattan.fr
01 46 34 13 71
www.librairieharmattansh.com

Librairie Le Lucernaire
53, rue Notre-Dame-des-Champs
75006 Paris
librairie@lucernaire.fr
01 42 22 67 13

www.ingramcontent.com/pod-product-compliance
Lightning Source LLC
LaVergne TN
LVHW051411061026
849535LV00009B/3476